Heft 14 Sinnesorgane 1

1	Schwingung, Wellen, Akustik	Physik, Physiologie
2	Hör- und Gleichgewichtsorgan	Anatomie, Histologie
3	Hörvorgang und Gleichgewichtssinn	Physiologie
4	Haut und Hautanhangsgebilde	Histologie
5	Somatoviszerale Sensorik	Physiologie

Heft 15 Sinnesorgane 2

1	Optik	Physik
2	Sehorgan	Anatomie, Histologie
3	Sehen	Physiologie
4	Chemische Sinne	Anatomie, Histologie, Physiologie

Heft 16 Lunge und Atmung

1	Entwicklung von Pleuraperikardhöhle, Herz und Schlundbogenarterien	Anatomie, Histologie
2	Anatomie der Atmungsorgane	Anatomie, Histologie
3	Mechanik des Kreislaufsystems	Physik
4	Atemung	Physiologie
5	Gasaustausch	Physiologie

Heft 17 Herz-Kreislauf-System

1	Aufbau des Herzens	Anatomie, Histologie
2	Nerven und Gefäße der Brusteingeweide	Anatomie
3	Physiologie des Herzens	Physiologie
4	Anatomie und Physiologie des Kreislaufsystems	Anatomie, Histologie, Physiologie

Heft 18 Blut und Immunsystem

1	Blut und Blutplasma	Histologie, Physiologie
2	Erythrozyten, Hämoglobin & Sauerstofftransport	Biochemie, Physiologie
3	Thrombozyten, Hämostase und Fibrinolyse	Histologie, Physiologie
4	Leukozyten und Immunsystem	Anatomie, Biochemie, Histologie, Physiologie

Heft 19 Gastrointestinaltrakt

1	Mundhöhle, Rachen, Speiseröhre	Anatomie, Histologie, Physiologie
2	Magen-Darm-Trakt	Anatomie, Physiologie
3	Organe des Magen-Darm-Kanals	Anatomie, Histologie, Physiologie
4	Leber, Gallenblase und Pankreas	Anatomie, Histologie, Physiologie
5	Blutgefäße, Lymphgefäße, vegetative Innervation	Anatomie

Heft 20 Verdauung & Abbau von Nährstoffen

1	Ökologie, Energie- und Wärmehaushalt	Biochemie, Biologie, Physiologie
2	Nahrungsaufnahme	Biochemie, Physiologie
3	Abbau der Kohlenhydrate	Biochemie
4	Fettsäureabbau und Ketonkörperstoffwechsel	Biochemie
5	Aminosäurestoffwechsel und Harnstoffzyklus	Biochemie

Heft 21 Energiestoffwechsel & Anabole Stoffwechselwege

1	Citratzyklus und Atmungskette	Biochemie
2	Gluconeogenese und Glykogenstoffwechsel	Biochemie
3	Lipidsynthese	Biochemie
4	Nukleotidstoffwechsel	Biochemie
5	Stoffwechsel der Leber	Biochemie
6	Fettgewebe	Biochemie

Heft 22 Harnorgane und Elektrolythaushalt

1	Harnorgane	Anatomie, Histologie
2	Nierenfunktion	Physiologie, Biochemie
3	Säure-Basen-Reaktionen	Chemie
4	Säure-Basen-Haushalt	Physiologie, Biochemie
5	Wasser- und Elektrolythaushalt	Physiologie, Biochemie

Heft 23 Endokrines System

1	Endokrines System	Biochemie, Histologie, Physiologie
2	Epiphyse	Histologie
3	Hypothalmus-Hypophysen-System	Biochemie, Histologie, Physiologie
4	Endokrines Pankreas	Biochemie, Histologie
5	Schilddrüse	Anatomie, Biochemie, Histologie, Physiologie
6	Nebenschilddrüsen	Anatomie, Biochemie, Histologie, Physiologie
7	Endokrine Funktionen der Niere	Physiologie, Biochemie
8	Nebenniere	Anatomie, Biochemie, Histologie, Physiologie
9	Diffuses neuroendokrines System (DNES)	Anatomie, Histologie
10	Gewebshormone	Biochemie, Physiologie

Heft 24 Geschlechtsorgane und Reproduktion

1	Entwicklung der Geschlechtsorgane	Anatomie
2	Weibliche Geschlechtsorgane	Anatomie, Histologie, Physiologie
3	Männliche Geschlechtsorgane	Anatomie, Histologie, Physiologie
4	Angewandte und topografische Anatomie	Anatomie
5	Blutgefäße, Lymphgefäße, vegetative Innervation	Anatomie
6	Sexualhormone	Biochemie, Physiologie
7	Sexualität und Reproduktion	Physiologie, Psych-Soz
8	Schwangerschaft und Geburt	Anatomie, Histologie, Physiologie

Heft 25 Medizinstudium: Lernen, Organisation, Physikum

1	How To … Vorklinik
2	How To … Physikum
3	Lernpläne
4	Kreuzen

Die Bände der Reihe „Vorklinik Finale“

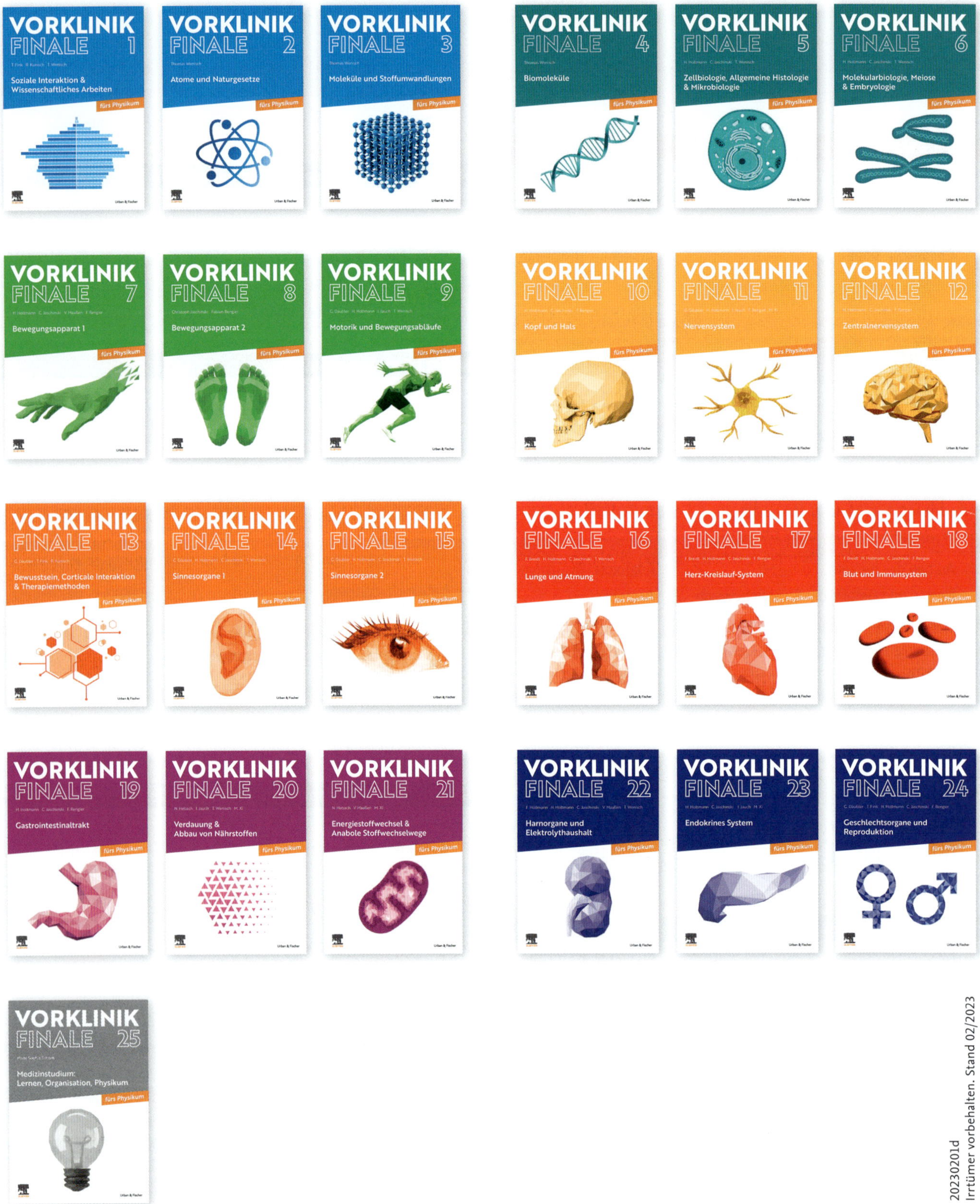

20230201d
Irrtümer vorbehalten. Stand 02/2023

Gregor Däubler, Henrik Holtmann, Isa Jauch, Fabian Rengier,
Michelle Xi

Vorklinik Finale 11

Nervensystem

1. Auflage

Unter Verwendung von Inhalten von:
Björn Jacobi, Maximilian Pfau

ELSEVIER

Elsevier GmbH, Bernhard-Wicki-Str. 5, 80636 München, Deutschland
Wir freuen uns über Ihr Feedback und Ihre Anregungen an kundendienst@elsevier.com

ISBN 978-3-437-44255-1
eISBN 978-3-437-06326-8

Wichtiger Hinweis
Die medizinischen Wissenschaften unterliegen einem sehr schnellen Wissenszuwachs. Der stetige Wandel von Methoden, Wirkstoffen und Erkenntnissen ist allen an diesem Werk Beteiligten bewusst. Sowohl der Verlag als auch die Autorinnen und Autoren und alle, die an der Entstehung dieses Werkes beteiligt waren, haben große Sorgfalt darauf verwandt, dass die Angaben zu Methoden, Anweisungen, Produkten, Anwendungen oder Konzepten dem aktuellen Wissensstand zum Zeitpunkt der Fertigstellung des Werkes entsprechen.
Der Verlag kann jedoch keine Gewähr für Angaben zu Dosierung und Applikationsformen übernehmen. Es sollte stets eine unabhängige und sorgfältige Überprüfung von Diagnosen und Arzneimitteldosierungen sowie möglicher Kontraindikationen erfolgen. Jede Dosierung oder Applikation liegt in der Verantwortung der Anwenderin oder des Anwenders. Die Elsevier GmbH, die Autorinnen und Autoren und alle, die an der Entstehung des Werkes mitgewirkt haben, können keinerlei Haftung in Bezug auf jegliche Verletzung und/oder Schäden an Personen oder Eigentum, im Rahmen von Produkthaftung, Fahrlässigkeit oder anderweitig übernehmen.

Für die Vollständigkeit und Auswahl der aufgeführten Medikamente übernimmt der Verlag keine Gewähr.
Geschützte Warennamen (Warenzeichen) werden in der Regel besonders kenntlich gemacht (®). Aus dem Fehlen eines solchen Hinweises kann jedoch nicht automatisch geschlossen werden, dass es sich um einen freien Warennamen handelt.

Bibliografische Information der Deutschen Nationalbibliothek
Die Deutsche Nationalbibliothek verzeichnet diese Publikation in der Deutschen Nationalbibliografie; detaillierte bibliografische Daten sind im Internet über https://www.dnb.de abrufbar.

23 24 25 26 27 5 4 3 2 1

In ihren Veröffentlichungen verfolgt die Elsevier GmbH das Ziel, genderneutrale Formulierungen für Personengruppen zu verwenden. Um jedoch den Textfluss nicht zu stören sowie die gestalterische Freiheit nicht einzuschränken, wurden bisweilen Kompromisse eingegangen. Selbstverständlich sind **immer alle Geschlechter** gemeint.

Planung: Susanne Szczepanek
Projektmanagement: Elisabeth Märtz
Redaktion, Abbildungsmanagement: Heike Siebert/Michael Kraft, mimo-booxx|textwerk. – Büro für Verlagsdienstleistungen, Augsburg
„Jetzt bist du dran!"-Seiten: Sabrina Burdorf, Miriam Kirschhock, Merle Sophie Schenk
Rechteklärung: Ramona Mühlbauer, Lisa Neulinger
Herstellung: Hildegard Graf, Germering
Satz: abavo GmbH, Buchloe
Druck und Bindung: Drukarnia Dimograf Sp. z o. o., Bielsko-Biała/Polen
Umschlaggestaltung: SpieszDesign, Neu-Ulm
Titelfotografie: © rosad – stock.adobe.com

Aktuelle Informationen finden Sie im Internet unter **www.elsevier.de**

Herzlich willkommen bei Vorklinik Finale!

Hier findest du alle Inhalte, die du für das Physikum brauchst!

Egal ob du am Beginn des Medizinstudiums stehst oder schon kurz vor dem Physikum, ob du in einem Regel- oder Reformstudiengang studierst – Vorklinik Finale unterstützt dich beim effizienten Lernen und Überblick gewinnen!

Gliederung nach Organen:

Durch die Gliederung nach Organen bzw. Organsystemen stehen hier die Inhalte zusammen, die zusammengehören: Die Biochemie, Physiologie und Histologie der Muskeltypen – alles in einem Kapitel. Physik/Optik, Anatomie der Augen und Physiologie des Sehens – direkt aufeinander folgend. Das hat mehrere **Vorteile:**

- Zum einen wird viel deutlicher, warum du naturwissenschaftliche Grundlagen lernst.
- Zum anderen bereitet dich diese Darstellung optimal auf den klinischen Abschnitt und die ärztliche Tätigkeit vor.
- Und außerdem: Bei der Darstellung nach Fächern werden viele Inhalte doppelt dargestellt, damit die Inhalte einem logischen Aufbau folgen. Im Vorklinik Finale sind diese Inhalte bereits zusammengefasst, das erleichtert dir das Lernen! Selbstverständlich sind **alle** relevanten Inhalte der Fächer enthalten.

Das steckt drin:

Vorklinik Finale erläutert dir von Heft 1 bis Heft 6 wichtige Grundlagen – diese lassen sich keinem Organsystem zuordnen, da musst du leider durch! – und führt dich von Heft 7 bis Heft 24 einmal durch alle Organsysteme. **Heft 25 gibt dir wertvolle Tipps zum Lernen im vorklinischen Abschnitt und zur Vorbereitung auf das Physikum.** Schau doch mal rein!

Du kannst die Hefte auf unterschiedliche Art nutzen:

- Während des vorklinischen Abschnitts, um dir einen Überblick über den gesamten Lernstoff zu verschaffen und Inhalte einzuordnen.
- Während des vorklinischen Abschnitts, um schnell zu sehen, wie Inhalte aus den einzelnen Fächern bei einem bestimmten Organsystem zusammenkommen.
- Und natürlich zur Vorbereitung auf das Physikum.

Alles drin und Überblick garantiert!

Ganz vorne und ganz hinten im Heft findest du jeweils eine Gesamtübersicht, einmal nach Organen und einmal nach Fächern.

Wir wünschen dir viel Freude und Erfolg im Medizinstudium!

So nutzt du die Vorklinik-Finale-Hefte

Navigation

Du siehst am Anfang jedes Kapitels und Teilkapitels, welche Fächer enthalten sind:

Physik, Physiologie

Wie bereits erwähnt, gibt es ganz vorne und ganz hinten im Heft jeweils eine **Gesamtübersicht,** einmal nach Organen und einmal nach Fächern.

Diese Markierungen weisen auf wichtige Inhalte hin

MERKE
Hier erhältst du wichtige Tipps und Hinweise.

KLINIK
Hier findest du relevante klinische Inhalte.

FOKUS
Hier stehen klinische Inhalte aus dem Fokuserkrankungs-Netzwerk gemäß Entwurf des neuen NKLM. Sie wurden damit als besonders wichtig für den vorklinischen Abschnitt definiert, und wir empfehlen, sie besonders aufmerksam anzusehen!

Besonders prüfungsrelevante Inhalte sind gelb hinterlegt.

Aktives Lernen und Überblick behalten

CHECK-UP
Am Ende jedes Teilkapitels stehen einige Verständnisfragen zum Selbstcheck. Das vermeidet ein „Gelesen, aber nicht gelernt".

Jetzt bist du dran!

Überblick gewinnen

Diese Kästen findest du am Ende jedes Teilkapitels. Sie erinnern dich daran, dass du dir die Inhalte kurz zusammenfasst, so dass du dir Schritt für Schritt Überblick verschaffst. Die Stichwörter werden am Ende des Kapitels weiterverwendet (siehe unten).

Jetzt bist du dran!

Am Ende jedes Kapitels haben wir dir diese Seite zur Bearbeitung vorbereitet. Sie schlägt dir verschiedene Aufgaben vor, wie du den Inhalt noch einmal aktiv wiederholen kannst.

Zeichenaufgabe / Anregungen zur weiteren Wiederholung

Studierende höherer Semester geben euch Tipps, wie ihr wichtige Inhalte aktiv zu Papier bringt. Ideal zum Wiederholen, allein und in Lerngruppen, auch zur mündlichen Vorbereitung.

Überblick gewinnen

Du hast ja bereits am Ende jedes Unterkapitels einige Stichwörter notiert. Hier kannst du daraus eine Mindmap oder Liste erstellen und damit aktiv Überblick gewinnen.

Abbildungsnachweis

Der Verweis auf die jeweilige Abbildungsquelle befindet sich bei allen Abbildungen im Werk am Ende des Legendentextes in eckigen Klammern.

A400	Reihe Pflege konkret. Elsevier/Urban & Fischer
E360	Avery J, Chiego D. Essentials of Oral Histology and Embryology. Elsevier Mosby, 3. A. 2006
E483	Liebsch R. Kurzlehrbuch Neurologie. Urban & Fischer, 2. A. 2001
L106	Henriette Rintelen, Velbert
L231	Stefan Dangl, München
L253	Dr. Wolfgang Zettlmeier, Barbing
M491/L253	Prof. Axel Zeeck / Dr. Wolfgang Zettlmeier, Barbing
R170-3	Welsch/Kummer/Deller. Histologie. 5. A 2018 © Elsevier GmbH
R249	Moore/Persaud/Viebahn (Hrsg.). Embryologie: Entwicklungsstadien – Frühentwicklung – Organogenese – Klinik. Elsevier/Urban & Fischer, 5. A. 2007
T873/L141/ P668	Prof. Dr. Martin Trepel / Stefan Elsberger, Planegg / Ralf Faßbender
X141	Dr. med. Wolfgang Frank, Gauting

Fehler gefunden?

An unsere Inhalte haben wir sehr hohe Ansprüche. Trotz aller Sorgfalt kann es jedoch passieren, dass sich ein Fehler einschleicht oder fachlich-inhaltliche Aktualisierungen notwendig geworden sind. Sobald ein relevanter Fehler entdeckt wird, stellen wir eine Korrektur zur Verfügung. Mit diesem QR-Code gelingt der schnelle Zugriff.

https://else4.de/978-3-437-44255-1

Wir sind dankbar für jeden Hinweis, der uns hilft, dieses Werk zu verbessern. Bitte richten Sie Ihre Anregungen, Lob und Kritik an folgende E-Mail-Adresse: kundendienst@elsevier.com

Inhaltsverzeichnis

KAPITEL

Histologie

1 Nervengewebe

Nervengewebe besteht aus **Neuronen** (Nervenzellen) und **Gliazellen** (Hüllzellen).

1.1 Neurone

Henrik Holtmann

Histologie

Nervenzellen nehmen elektrische oder chemische Signale auf, verarbeiten und geben sie weiter. Sie bestehen aus einem Nervenzellkörper, **Dendriten** und einem **Axon.**

1.1.1 Nervenzellkörper (Perikaryon, Soma)

Der Durchmesser des Nervenzellkörpers schwankt zwischen 5 und 150 µm (> Abb. 1.1). Als trophisches Zentrum der Zelle enthält das Perikaryon ultrastrukturell:

- Einen großen runden Zellkern mit viel Euchromatin und einem ausgeprägten Nucleolus.
- Viele **Neurosomen** (Mitochondrien).
- Reichlich rER mit umliegenden freien Ribosomen im **Neuroplasma** (Zytoplasma). Diese rER-Ribosomen-Konglomerate werden auch als **Nissl-Substanz (Nissl-Schollen, Tigroidsubstanz)** bezeichnet und sind Ausdruck der ausgeprägten Syntheseleistung von Neuronen (Neurotransmitter, Bestandteile des Zytoskeletts).
- Unzählige Transportvesikel für Neurotransmitter.
- Lysosomen.
- Gelegentlich Lipofuszin und **Neuromelanin;** Letzteres sind Melaninpigmente, die für die Zelle eine schützende, antioxidative Wirkung zu haben scheinen.

1.1.2 Dendriten

Dendriten dienen der Reizaufnahme und der Weiterleitung des empfangenen Signals zum Perikaryon hin. Gewöhnlich hat ein Neuron mehrere Dendriten (> Abb. 1.1).

Meistens verzweigen sie sich baumartig. In der Peripherie sind sie in der Regel schlank und häufig mit Dornen **(Dendritic spines)** besetzt, die ebenfalls der Reizaufnahme dienen.

Nahe des Perikaryons sind sie mit Golgi-Apparat, Nissl-Substanz und Neurosomen angefüllt.

1.1.3 Axon (Neurit)

Das Axon dient der Erregungsweiterleitung vom Perikaryon zu anderen Zellen wie Drüsen-, Muskel- und Nervenzellen. Grundsätzlich haben alle Neurone nur **ein** Axon (> Abb. 1.1). In der Peripherie zweigt sich das Axon zum **Telodendron** („Endbäumchen") auf. Axone haben einen fast konstanten Durchmesser von 20 µm.

Beim Axon lassen sich vier Teilbereiche unterscheiden:

- **Axonhügel** (Ursprungssegment): Der Ansatzbereich des Axons am Perikaryon. Bereits ab hier ist das Axon frei von Nissl-Substanz und Golgi-Apparat.
- **Initialsegment** (Anfangssegment)**:** Ort, an dem im Axon neue Aktionspotenziale generiert werden. Hier ist das **Axolemm,** die Plasmamembran des Axons, von vielen Na^+-Kanälen überzogen. Falls das Axon eine Myelinscheide hat, beginnt diese distal des Initialsegments.
- **Hauptverlaufsstrecke:** trägt im Fall myelinisierter Axone eine Myelinscheide, die sich eigentlich aus vielen einzelnen, durch Ranvier-Schnürringe unterbrochenen Myelinscheiden zusammensetzt. Sie kann bei manchen myelinscheidenlosen Neuronen **Varikositäten** (präterminale Axonschwellungen) tragen, die Teil einer chemischen Synapse sind. Dies ist z. B. bei Neuronen des vegetativen Nervensystems der Fall.
- **Telodendron** (Endaufzweigung)**:** Das Axon endet in kolbenartigen **Boutons** (Endknöpfe), die mit anderen Zellen über chemische Synapsen in Kontakt stehen.

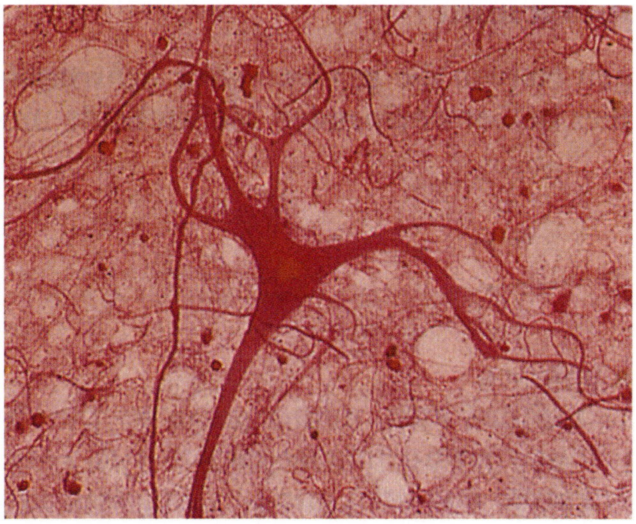

Abb. 1.1 Nervenzelle (Zellkörper mit Axon und Dendriten; Rückenmark; Versilberung, hohe Vergrößerung) [X141]

MERKE

Je nach Richtung der Erregungsleitung spricht man von Afferenz oder Efferenz.
Die Signalweiterleitung wird als **afferent** bezeichnet, wenn die Erregung über Dendriten zum Perikaryon oder zu Kerngebieten im zentralen Nervensystem (ZNS) hingeleitet wird.
Die Signalübertragung ist **efferent,** wenn die Erregung vom Perikaryon über das Axon oder von Kerngebieten des ZNS weggeführt wird.

1.1.4 Klassifizierung von Neuronen

Golgi-Typ Neurone mit großem Perikaryon und einem über 1 m langen Axon werden auch als **Golgi-Typ-I-Neurone** bezeichnet. Sie dienen der Kommunikation weit entfernter Bereiche im Nervensystem und werden auch **Projektionsneurone** genannt.

Das Gegenteil sind **Golgi-Typ-II-Neurone,** sog. **Interneurone,** die nur über kurze Strecken Informationen zwischen Neuronen weitergeben.

Bipolare Neurone Die Neurone haben zwei Pole: Der eine Pol ist das Axon, der andere ein Dendrit mit distaler Verzweigung **(Dendritenbaum,** ➤ Abb. 1.2 [2]**).**

Multipolare Neurone Sie haben viele Pole, d. h. neben einem Axon mehrere Dendritenbäume (➤ Abb. 1.2 [1]).

Pseudounipolare Neurone Perikaryonnahes Axon und Dendrit sind **T-förmig** miteinander verschmolzen. Die über einen Dendritenbaum aufgenommenen Signale werden, ohne das Perikaryon zu überqueren, direkt auf das Axon übergeleitet. Bei pseudounipolaren Neuronen wird der Dendrit auch als **dendritisches Axon** bezeichnet (➤ Abb. 1.2 [3]).

Unipolare Neurone Das Axon ist der einzige Pol dieser Nervenzelle. Es gibt keinerlei Dendriten (➤ Abb. 1.2 [4]).

Weitere Neurontypen Beispiele hierfür sind die **Purkinje-Zellen** des Kleinhirns mit bis zu vier riesigen Dendritenbäumen, die ein spalierförmiges Geflecht bilden, die **Pyramidenzellen** der Endhirnrinde, die neben einem langen **Apikaldendriten** (Spitzendendrit) viele seitliche Basaldendriten ausformen; und die Sinneszellen der Regio olfactoria, die eine spezielle Form der bipolaren Neurone mit stark reduziertem Dendriten sind.

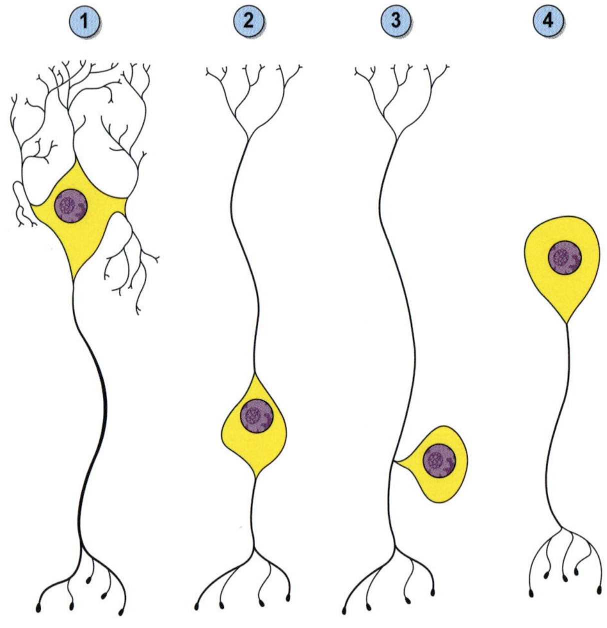

Abb. 1.2 Ausgewählte Neurontypen mit nach unten gerichtetem Axon: multipolar (1), bipolar (2), pseudounipolar (3) und unipolar (4) (Welsch/Kummer/Deller. Histologie. 5. A. 2018 © Elsevier GmbH) [R170-3]

1.1.5 Chemische Synapse

An dieser Form der Synapse wird ein zunächst elektrisches Signal, das Aktionspotenzial, in ein chemisches Signal, den Neurotransmitter, übersetzt und dann zurück in ein elektrisches transferiert.

Axonendknopf Dem Verlauf des Signals nach ist dies der erste zu nennende Bereich der chemischen Synapse. Der Axonendknopf wird von der präsynaptischen Membran umschlossen. Er enthält viele Mitochondrien und synaptische Vesikel mit einem Durchmesser von bis zu 50 nm, die Neurotransmitter enthalten.

MERKE

Nicht proteinerge Neurotransmitter werden im Axonendknopf gebildet und dort auch in Vesikeln gespeichert. **Proteinerge Transmitter,** sog. **Neuropeptide,** werden hingegen im Perikaryon produziert und von dort das Axon entlang in den Axonendknopf transportiert.

Aktive Zone Ein Aktionspotenzial, das den Axonendknopf erreicht, führt in der präsynaptischen Membran zur Öffnung von spannungsaktivierten Ca^{2+}-Kanälen mit Anstieg der zytosolischen Ca^{2+}-Konzentration und über eine Vernetzung von **SNARE-Proteinen** zur Fusion der **synaptischen Vesikel** mit der präsynaptischen Membran. Durch Exozytose wird der Neurotransmitter in den synaptischen Spalt freigesetzt. Die Membran der Vesikel wird durch Endozytose aus der präsynaptischen Membran zurückgewonnen.

Der Ort der Präsynapse, an dem die Freisetzung der Transmitter geschieht, erscheint unter dem EM ultrastrukturell verdichtet und wird als **aktive Zone** bezeichnet.

MERKE

Sinneszellen, die einen konstanten und hohen Neurotransmitterumsatz haben, weisen präsynaptisch **synaptische Bänder und Lamellen** auf, die synaptische Vesikel in hoher Zahl gebunden haben. Diese sorgen für eine schnelle und koordinierte Exozytose großer Mengen Neurotransmitter. Sie finden sich vor allem an den Fotorezeptor- und Bipolarzellen der Netzhaut sowie an den vestibulocochleären Haarzellen.

Synaptischer Spalt und postsynaptische Membran Die Neurotransmitter diffundieren durch den ca. 20 nm breiten Spalt und binden an die Neurotransmitter-Rezeptoren der postsynaptischen Membran der Zielzelle. Aufgrund der dort konzentrierten Rezeptoren erscheint diese Membran verdichtet. Man spricht deshalb auch von **Postsynaptic densities.** Je nachdem, wo sich die postsynaptische Membran bei der Empfängerzelle befindet, wird die transmitterausschüttende Synapse unterschiedlich benannt:

- **Axodendritische Synapse:** Die postsynaptische Membran gehört zu einem Dendriten. Häufigster Fall.
- **Axosomatische Synapse:** Die Erregung wird an das Perikaryon einer anderen Nervenzelle weitergegeben.
- **Axoaxonale Synapse:** Die Synapse knüpft an das Initialsegment oder Telodendron eines anderen Axons an.

Postsynaptische Signalweiterleitung Binden die Neurotransmitter an die Rezeptoren der postsynaptischen Membran, öffnen sich dort die Ionenkanäle. Dies führt bei der postsynaptischen Membran entweder zu einer Depolarisation mit Entstehung eines Aktionspotenzials oder zu einer Hyperpolarisation mit Absenkung des Membranpotenzials, sodass die angesteuerte Nervenzelle schwerer zu erregen ist. Im Fall einer Depolarisation bezeichnet man die chemische Synapse daher als **exzitatorische** (erregende) Synapse. Die Erregung pflanzt sich Richtung Perikaryon und Axon fort (s. u.). Bei einer Hyperpolarisation spricht man von einer **inhibitorischen** (hemmenden) Synapse.

MERKE

Aufgrund ultrastruktureller Unterschiede unterscheidet man zwischen **Gray-I-Synapsen** (Synapse vom asymmetrischen Typ), die runde Transmittervesikel enthalten und postsynaptisch eine breitere Verdichtung zeigen als präsynaptisch, und **Gray-II-Synapsen** (Synapse vom symmetrischen Typ) mit vielen ovalen Transmittervesikeln und gleich breiter prä- und postsynaptischer Verdichtung.

KLINIK

Neurotoxine von Bakterien, z. B. das **Tetanustoxin** von *Clostridium tetani,* werden über Endozytose in den präsynaptischen Axonendknopf aufgenommen und blockieren dort die SNARE-Proteine, sodass keine Transmitterexozytose mehr stattfinden kann. Das Tetanustoxin blockiert v. a. hemmende Synapsen im Rückenmark und verursacht dadurch schwerste Krämpfe.

MERKE

Die Abgabe von Neuropeptiden über das Axonende an Kapillaren und damit den Blutkreislauf bezeichnet man als **Neurosekretion.** Da diese Neuropeptide ihre Zielzellen über die Blutbahn erreichen, handelt es sich hier definitionsgemäß um **Hormone.**

1.1.6 Elektrische Synapse

Bei elektrischen Synapsen handelt es sich um **Gap junctions,** die als spannungsgesteuerte, transmitterfreie Synapsen fungieren. Da sie die Nerven- und Muskelzellen direkt miteinander verbinden, ist eine schnelle, synchrone Weiterleitung der Aktionspotenziale gegeben. Häufig verteilt sich die Erregung ungerichtet zwischen den Zellen. Man spricht hier von einem **funktionellen Synzytium.**

Diese direkte Art der Verschaltung findet man seltener im Nervengewebe, z. B. vereinzelt in der Kleinhirnrinde. Weitaus häufiger kommen elektrische Synapsen zwischen glatten Muskelzellen und zwischen Kardiomyozyten vor.

1.1.7 Weitere ultrastrukturelle Bestandteile von Neuronen

Das gesamte Neuron hat ein stützendes Zytoskelett, bestehend aus **Neurofilamenten** (Intermediärfilamenten), **Neurotubuli** (Mikrotubuli) und Mikrofilamenten (Aktinfilamente). Neuro- und Mikrofilamente dienen der Stabilisierung der Zelle, Mikrotubuli und Mikrofilamente dem intrazellulären Transport von Nährstoffen, Peptiden und Zellorganellen.

Die Neurotubuli transportieren mithilfe des Motorproteins **Kinesin** z. B. Mitochondrien und leere oder mit Transmittern gefüllte Vesikel aus dem Perikaryon durch das Axon zu den einzelnen Synapsen. Die Transportgeschwindigkeit dabei ist hoch: bis zu 40 cm/d.

Abfallstoffe, nicht gebrauchte Membranfragmente und Mitochondrien aus den Synapsen und der dazwischenliegenden Strecke werden entlang der Neurotubuli mithilfe des Motorproteins **Dynein** mit einer geringeren Geschwindigkeit von 20 cm/d zurück zum Perikaryon gebracht. Stabilisiert werden die Neurotubuli durch mikrotubulusassoziierte Proteine **(MAP),** z. B. durch das **Tau-Protein** in den Axonen, welches seine stützende Funktion vor allem dadurch erfüllt, dass es den Zusammenbau der Tubuli reguliert.

Über die Mikrofilamente – in Verbindung mit Myosinen – erfolgt der Kurzstreckentransport und im Axonplasma der mit 0,4 cm/d langsame Transport von zytosolischen Bestandteilen, z. B. Enzymen für die Monoaminsynthese, zu den Axonendknöpfen.

FOKUS

Bei der **Alzheimer-Erkrankung** (Alzheimer-Demenz, Morbus Alzheimer) kommt es u. a. zu einer intrazellulären Ablagerung von hyperphosphorylierten Tau-Proteinen. Durch die Inaktivität dieses Proteins entsteht eine Destabilisierung der Mikrotubuli, was den intrazellulären, neuronalen Transport beeinträchtigt.

Jetzt bist du dran!

Überblick gewinnen

Notiere dir ca. 5 Stichwörter aus diesem Unterkapitel.

1.2 Glia

Henrik Holtmann

Histologie

Die Glia (*griech.* Leim, Neuroglia) ist das interstitielle stützende Bindegewebe des ZNS und steht in enger räumlicher und funktioneller Verbindung zu den Neuronen. Quantitativ sind sie je nach Region in ZNS oder PNS zwischen 10- und 50-mal häufiger als Neurone.

Zu den vielfältigen Funktionen der Gliazellen gehören u. a. die Bildung der EZM, die Isolierung von Neuronen, Stoffwechseltransport.

Makrogliazellen Entstammen wie die Neurone dem Neuroektoderm. Im ZNS gehören zu den Makrogliazellen die Astrozyten, Ependymzellen und Oligodendrozyten, im PNS sind es die Mantelzellen und Schwann-Zellen.

Mikrogliazellen Eine Besonderheit unter den verschiedenen Gliazellen. Sie sind **nicht** neuroektodermaler, sondern **mesodermaler** Herkunft, daher auch die Bezeichnung **Mesogliazellen.** Es handelt sich um Zellen des Makrophagen-Phagozyten-Systems (MPS), die in das ZNS eingewandert sind. Die Mikrogliazellen sind die inflammatorischen Zellen des ZNS. Ihre Hauptaufgabe ist die aktive Immunabwehr des ZNS, da die Blut-Hirn-Schranke (BHS) für Antikörper unpassierbar ist. Die Pathogene werden durch Phagozytose beseitigt.

1.2.1 Astrozyten

Astroyzten haben einen sternförmig verzweigten Zellleib und füllen den spärlichen Extrazellularraum im Nervengewebe. Man unterscheidet zwei Typen:

- **Protoplastische Astrozyten** („Kurzstrahler") mit bis zu 25 µm großem Perikaryon und kurzen Zellfortsätzen, die sich überwiegend in der grauen Substanz finden
- **Fibrilläre Astrozyten** (**Faserglia,** „Langstrahler") mit bis zu 12 µm großem Perikaryon und längeren Zellfortsätzen, die nahezu ausschließlich in der weißen Substanz vorkommen

Beide Typen exprimieren als reife Zellen **GFAP** (Glial fibrillary acidic protein, saures Gliafaserprotein), ein Intermediärfilament, das vermutlich die äußere Form und Beweglichkeit von Astrozyten bedingt. Astrozyten eines Typs sind untereinander netzwerkartig durch Gap junctions verbunden. Sie übernehmen die Stützfunktion des ZNS, regulieren die Homöostase des Extrazellularraums, phagozytieren Abfallstoffe und legen sich an neuronale Synapsen, wo sie überschüssige, neuronal nicht von der Präsynapse zurückgewonnene Transmitter aufnehmen. Darüber hinaus umschließen sie zur Isolierung locker marklose Nervenfasern des ZNS.

KLINIK

GFAP kann als Tumormarker bei Hirntumoren verwendet werden. Es findet sich z. B. in Astrozytomen, Glioblastomen und Oligodendrogliomen.

Eine ihrer wichtigsten Funktionen ist die Ausbildung dichter Schutzbarrieren:

- **Membrana limitans gliae superficialis:** äußere Oberfläche des ZNS; grenzt das ZNS von der weichen Hirnhaut ab
- **Membrana limitans gliae perivascularis:** Teil der BHS, umgibt deren Blutgefäße

Astrozyten sind an der Entwicklung der Nervenzellen beteiligt: Sie synthetisieren **Neurotrophine,** die auf die Neuronen wachstumsfördernd wirken, und dienen aussprossenden Neuronenfortsätzen als Leitschiene, an der diese sich zu weiter entfernten Zellen entlanghangeln.

MERKE

Bei den **Radialgliazellen** handelt es sich um einen speziellen Astrozytentyp. Diese Zellen sind für die Entwicklung des ZNS entscheidend, da sie u. a. bei der Ausbildung des Gehirns Leitstruktur für die Wanderung junger Neurone sind.

Während sich die meisten von ihnen zu reifen Astrozyten differenzieren, lassen sich im adulten ZNS nur noch **Bergmann-Glia** im Kleinhirn und die **Müller-Zellen** der Retina als direkte Abkömmlinge der Radialglia identifizieren.

Ein weiterer spezieller Astrozytentyp sind die **Pituizyten,** die nur im Hypophysenhinterlappen (HHL) lokalisiert sind. Pituizyten beeinflussen den Transport, die Speicherung und die Freisetzung von Hormonen in den Nervenfasern.

1.2.2 Ependymzellen

Ependymzellen überziehen den Zentralkanal des Rückenmarks und die inneren Liquorräume einschließlich der Ventrikel im Gehirn. Es handelt sich um einschichtig kubische bis hochprismatische Zellen, die dicht mit Kinozilien und Mikrovilli besetzt sind. Sie sind durch Adhäsionskontakte und Gap junctions miteinander verbunden und bilden damit die innere Barriere des ZNS zwischen Hirngewebe und Liquor cerebrospinalis, die sog. **Membrana limitans interna.** Diese Membran ist allerdings keine vollständig hermetische Schranke.

Spezielle Ependymzellen wie das **Plexusepithel** bedecken den Plexus choroideus, den Ort der Liquorbildung. Bei ihnen handelt es sich um nahezu ausschließlich kubische Zellen mit Mikrovillibesatz, die durch Tight junctions so fest miteinander verbunden sind, dass sie das Plexusepithel regelrecht abdichten. Das Plexusepithel ist Teil der Blut-Liquor-Schranke (BLS).

Andere spezielle Ependymzellen sind die **Tanyzyten.** Man findet sie als **ventrikuläre Tanyzyten** mit langen basalen Ausläufern und vielen apikalen Kinozilien/Mikrovilli und **zirkumventrikuläre Tanyzyten** mit meist nur einer einzelnen Kinozilie und basalen, bis zu 500 µm langen Fortsätzen. Sie bilden eine wirksame BLS aus und verhindern den Übergang toxischer Substanzen aus dem Blut in den Liquor.

1.2.3 Oligodendrozyten

Kleine Gliazellen mit ultrastrukturell elektronendichtem Zytoplasma und zahlreichen Mikrotubuli. In der grauen Substanz umgeben sie wie Satellitenzellen die Nervenzellkörper. In der weißen Substanz reihen sich die Oligodendrozyten in Ketten hintereinander und sind durch Gap junctions und Tight junctions fest miteinander verbunden. Sie liegen den Axonen eng an und bilden die Myelinscheiden der Neurone des ZNS.

1.2.4 Weitere Makrogliazelltypen

Mantelzellen (Amphizyten, Satellitenzellen) Sie sind im PNS das Gegenstück zu den Astrozyten im ZNS. Epithelartig und mit einer nach außen reichenden Basallamina umgeben sie wie ein Mantel die Perikarya peripherer Ganglienzellen.

Schwann-Zellen (Lemnozyten) Bilden die Myelinscheiden der Axone von Neuronen des PNS.

KLINIK

Schwannome sind gutartige Tumoren ausgehend von Schwann-Zellen. Bekannter Vertreter ist das **Akustikusneurinom** (*Syn.:* **Vestibularis-Schwannom**) des VIII. Hirnnerven, das typischerweise im Kleinhirnbrückenwinkel entsteht.

Jetzt bist du dran!

Überblick gewinnen

Notiere dir ca. 5 Stichwörter aus diesem Unterkapitel.

1.3 Nervenfasern

Henrik Holtmann

Histologie

Nervenfasern bestehen aus einem Axon, das eine Hülle aus Gliazellen umgibt, die der Isolierung, dem Sauerstofftransport und dem Schutz des Axons dient.

1.3.1 Markhaltige Nervenfasern

Nervenfasern werden als markhaltig, markreich, myelinisiert oder ummantelt bezeichnet, wenn ihr Axon von Myelinscheiden umgeben ist.

Entstehung einer Myelinscheide (Markscheide) Ein Oligodendrozyt oder eine Schwann-Zelle stülpt sich um das Axon herum ein. Danach beginnt sie, um das Axon herum zu kreisen, bis dieses spiralartig von zahlreichen Lagen **(Lamellen)** der Gliazelle umwickelt ist (➤ Abb. 1.3). Eine Myelinscheide kann aus bis zu mehreren Hundert Wickellagen einer Gliazelle bestehen. Durch diesen Vorgang entstehen:

- Axonnah ein **inneres Mesaxon:** Rinne zwischen der innersten Einstülpung der Gliazelle am Axon und der nahe dem Axon liegenden innersten Wicklung
- Axonfern ein **äußeres Mesaxon:** Rinne zwischen äußerster Wickellage und dem übrigen Zellleib der Gliazelle

In den einzelnen Wicklungen wird das Zytoplasma mitsamt Zellorganellen und Zellkern der Gliazelle zum überwiegenden Teil in den äußersten Wickelring verdrängt. Darüber hinaus bleibt ein schmaler **periaxonaler Zytoplasmasaum** in der zuerst gebildeten Wicklung bestehen.

In den eingewickelten Lamellen bleiben die Plasmamembranen der Gliazelle übrig, die in den Wicklungen eine besondere Zusammensetzung zeigen.

Ultrastrukturelle Zusammensetzung der Myelinscheide Die Gesamtheit aller Lamellen wird als **Myelinscheide (Markscheide)** bezeichnet, die sich zu ca. 70 % aus Lipiden (Cholesterin, Glykolipide und Phospholipide) und zu 30 % aus Proteinen (Myelin-associated glycoprotein, Myelin basic protein, E-Cadherin etc.) zusammensetzt. Die Proteine sorgen v. a. für die Vernetzung der einzelnen Membranen miteinander. Unter dem EM erkennt man eine elektronendichte **Hauptlinie** und eine weniger elektronendichte **Intermediärlinie** mit einem Abstand von 12 nm zueinander. Bei der Hauptlinie handelt es sich um die miteinander verschmolzenen inneren Membranhälften des Wickelbands, bei der Intermediärlinie um dessen sich eng gegenüberliegende äußere Membranhälften.

Im Längsschnitt erkennt man Unterbrechungen zwischen den Myelinscheiden bzw. innerhalb einer Myelinscheide, die **Ranvier-Schnürringe (Nodi)** genannt werden. An diesen Punkten des Axons enden die Lamellen einer Gliazelle und die einer anderen beginnen. Ultrastrukturell weisen in diesem Bereich die einzelnen Lamellenwicklungen der Gliazellen nichtmyelinisierte zytoplasmahaltige Ausläufer auf, die sog. **paranodalen Zungen.** Diese sind durch Zonula-adhaerens-Kontakte sowie Gap und Tight junctions miteinander verbunden, wodurch ein Kurzschluss- und Versorgungsweg zwischen äußerem und paraaxonalem Zytoplasmabereich der Gliazelle hergestellt wird.

Die Plasmamembran der Axone ist an den Schnürringen von vielen Na^+-Kanälen durchzogen. Der von den Myelinscheiden umgebene Bereich des Axons zwischen zwei Schnürringen wird als **Internodium** (internodales Segment) bezeichnet. Ein Axon kann zwischen 0,2 und 2 mm lang sein.

Quer zur Faserrichtung innerhalb eines Internodiums verlaufende Spalten in der Myelinscheide werden als **Schmidt-Lantermann-Einkerbungen** bezeichnet; diese sind segmentierte Zytoplasmasäume der Schwann-Zelle mit ähnlicher Funktion wie die paranodalen Zungen. Die Säume sind durch Gap junctions verbunden, die eine Abkürzung beim Zellstoffwechsel sind, da der Stofftransport nicht dem Spiralverlauf der Lamellen folgen muss.

Aufbau der Myelinscheide im ZNS Ein Oligodendrozyt bildet bis zu 50 Fortsätze, mit denen er bis zu 50 Myelinscheiden an bis zu 50 verschiedenen Axonen bilden kann. Pro Axon umhüllt er aber jeweils nur 1 Internodium. D.h., jedes Internodium einer Myelinscheide eines Axons entsteht aus dem Fortsatz eines anderen Oligodendrozyten. Äußerlich ist der Oligodendrozyt **nicht** von einer Basallamina umschlossen. Generell sind die Myelinscheiden dünner, und es sind weniger Schnürringe pro Axon vorhanden als im PNS. Zusätzlich überziehen Astrozytenfortsätze die Schnürringe.

Aufbau der Myelinscheide im PNS Je eine Schwann-Zelle umhüllt jeweils ein Internodium eines Axons. Jede Schwann-Zelle wird außen von einer durchgehenden Basallamina umschlossen, die auf der dem Axon abgewandten Seite sich mit der Basallamina der benachbarten Schwann-Zelle jeweils zu einer durchgehenden Basallamina verbindet. Im Bereich der Ranvier-Schnürringe hat die Schwann-Zelle Mikrovilli ausgestülpt.

Einfluss der Myelinscheide auf die Erregungsleitungsgeschwindigkeit Die isolierenden Myelinscheiden bewirken, dass die Erregung mit großer Schnelligkeit weitergeleitet wird, da sie nicht

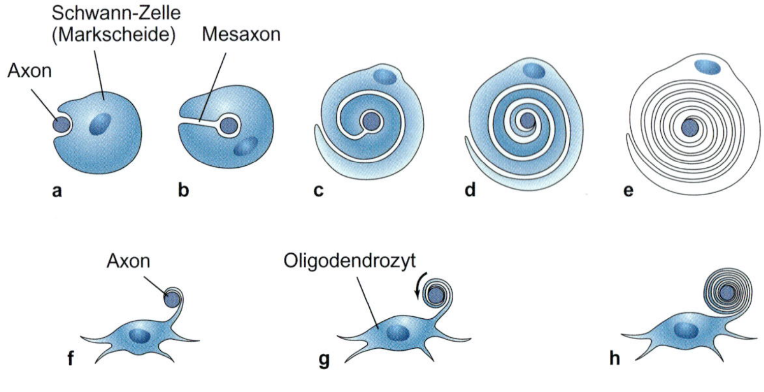

Abb. 1.3 Ausbildung der Myelinscheide im PNS (A–E) und ZNS (F–H) [R249]

das Axon entlangläuft, sondern von Schnürring zu Schnürring **(saltatorische Erregungsleitung)** springt. Nur an diesen Stellen des Axons können Aktionspotenziale erzeugt werden.

Je dicker die Myelinscheiden der markhaltigen Nervenfaser, desto höher die Leitungsgeschwindigkeit: maximal 120 m/s. Im Gegensatz dazu beträgt die Leitungsgeschwindigkeit markloser Nervenfasern maximal 2 m/s.

1.3.2 Marklose Nervenfasern

Ist das Axon einer Nervenzelle myelinfrei, wird die Nervenfaser als marklos bezeichnet. Unmyelinisierte Axone sind dünner als Axone mit Myelinscheiden.

Marklose Nervenfasern werden im ZNS entweder locker von Astrozytenfortsätzen umfasst oder liegen frei. Im PNS bilden mehrere Axone, die gemeinsam in taschenförmigen **nichtmyelinisierten** Vertiefungen einer Schwann-Zelle liegen, eine marklose Nervenfaser (> Abb. 1.3). Eine Schwann-Zelle begleitet die Axone über maximal 0,5 mm.

KLINIK

Bei **multipler Sklerose** (Encephalomyelitis disseminata, MS) kommt es zur entzündlichen, herdförmigen Entmarkung von Nervenfasern im ZNS. Ursache dafür scheint eine Autoimmunreaktion gegen Proteine des Myelins der Oligodendrozyten zu sein.

CHECK-UP

- Welche Makrogliazellen gibt es im ZNS? Benenne die unterschiedlichen Funktionen!
- Welchem Zweck dienen Mikrogliazellen?
- Beschreibe die Kernpunkte des Aufbaus markhaltiger Nervenfasern zunächst allgemein und dann für das PNS!

Jetzt bist du dran!

Überblick gewinnen

Notiere dir ca. 5 Stichwörter aus diesem Unterkapitel.

Jetzt bist du dran!

Zeichenaufgabe

Zeichne schematisch eine Nervenzelle mit ihren Dendriten, dem Axon und all ihren kleinsten Anteilen (wie z. B. Spikes). Beschrifte deine Zeichnung zusätzlich stichwortartig mit der Funktion des jeweiligen Nervenzellfortsatzes.
Zusätzlich kannst du die jeweiligen Proteine und ihre Aufgabe beschriften.

Anregungen zur weiteren Wiederholung

Zeichne die verschiedenen Typen von Nervenzellen und nenne Beispiele, wo du diesen Typ findest. Überlege dir, welche Funktion sie dort ausüben.
Liste alle „besonderen" Nervenzellformen auf, die in diesem Kapitel genannt sind und wo du sie findest. Wenn du möchtest, überlege dir auch hier, welche Funktion sie ausüben.
Sammle alle Nervenerkrankungen aus diesem Kapitel und ihre Ursache.
Exkurs: Welche Besonderheit haben die ependymalen Zellen (und weitere) in der subventrikulären Zone? Gibt es noch weitere Beispiele, wo dieser spezielle Prozess stattfindet?

Überblick gewinnen

Nutze deine gesammelten Stichwörter für eine Mindmap oder eine gegliederte Stichwortliste.

KAPITEL

2 Gliederung des Nervensystems

Anatomie, Histologie

2.1 Übergeordnete Gliederungen

Fabian Rengier

Anatomie

Topografisch wird das Nervensystem in das **zentrale Nervensystem** (ZNS) mit Gehirn und Rückenmark sowie das **periphere Nervensystem** (PNS) mit den verschiedenen Nerven gegliedert. Funktionell teilt man das Nervensystem in zwei Anteile:

- **Somatisches** (animalisches) **Nervensystem:** zur willkürlichen Steuerung der Skelettmuskulatur und zur überwiegend bewussten Wahrnehmung von Sinnesreizen
- **Vegetatives** (autonomes, viszerales) **Nervensystem** (VNS): zur meist unbewussten und unwillkürlichen Steuerung der Körperfunktionen und der Organtätigkeit

Jetzt bist du dran!

Überblick gewinnen

Notiere dir ca. 5 Stichwörter aus diesem Unterkapitel.

2.2 Zentrales Nervensystem (ZNS)

Fabian Rengier und Henrik Holtmann

Anatomie, Histologie

2.2.1 Bestandteile

Das zentrale Nervensystem umfasst Gehirn (Encephalon) und Rückenmark (Medulla spinalis). Makroskopisch gliedert sich das ZNS in die graue Substanz und die weiße Substanz. Die **graue Substanz** (Substantia grisea) besteht aus den Nervenzellkörpern, die **weiße Substanz** (Substantia alba) aus den Fortsätzen der Nervenzellen.

Das Rückenmark wird in 31–33 Rückenmarksegmente unterteilt:

- 8 Zervikalsegmente (C1–C8)
- 12 Thorakalsegmente (Th1–Th12)
- 5 Lumbalsegmente (L1–L5)
- 5 Sakralsegmente (S1–S5)
- 1–3 Kokzygealsegmente (Co1–Co3)

Die ins Rückenmark ein- und austretenden, teils gebündelten Nervenfasern werden **Nervenwurzel** genannt. Aus jedem Rückenmarksegment treten die paarigen Vorder- und Hinterwurzeln (**Radices anterior** und **posterior**) aus.

2.2.2 Graue und weiße Substanz

Graue und weiße Substanz Allgemein unterscheidet man in der makroskopischen Anatomie im ZNS zwischen **grauer** und **weißer Substanz.** Die graue Farbe ist bedingt durch eine hohe Dichte an Nervenzellperikarya und glialen Zellkernen, während myelinisierte Nervenfasern in den Hintergrund treten. Umgekehrt dominieren in der weißen Substanz myelinisierte Nervenfasern, während Perikarya nur in geringer Zahl vorkommen.

Verteilung der grauen Substanz im ZNS Die graue Substanz des Gehirns liegt zum einen als Rinde **(Cortex)** an der Oberfläche und zum anderen umgeben von weißer Substanz als Kerngebiete **(Nuclei)** im Zentrum des Gehirns. Die unterhalb der grauen Substanz liegende weiße Substanz wird auch als **Marklager** bezeichnet. Im Rückenmark liegt die graue Substanz hingegen im Zentrum, umgeben von weißer Substanz. Auf horizontalen Schnitten durch das Rückemark hat die graue Substanz die Form eines Schmetterlings.

Verteilung der weißen Substanz im ZNS Der mit Axonen, Dendriten und Gliazellfortsätzen angefüllte Raum zwischen den Nervenzellperikarya der grauen Substanz im gesamten ZNS wird als **Neuropil** bezeichnet. Die weiße Substanz im ZNS wird überwiegend von **Tractus** (Faserbahnen), Bündeln zusammenliegender Nervenfasern mit gleicher Funktion, durchzogen.

2.2.3 Histologische Spezialfärbungen

Histologische Spezialfärbungen zur Darstellung von Strukturen des ZNS Die am häufigsten eingesetzten Spezialfärbungen zur histologischen Darstellung der Neurone des ZNS sind:

- **Golgi-Färbung:** Silberimprägnierung von Nervenzellperikarya und -fortsätzen
- **Markscheidenfärbung**
- **Nissl-Färbung:** mit basischen Farbstoffen; zur Darstellung von Kern und Nissl-Substanz
- **Luxol-fast-blue-Färbung:** färbt myelinreiche Regionen blau und myelinarme hellrot
- **Klüver-Barrera-Färbung:** stellt eine Kombination aus Nissl- und Luxol-fast-blue-Färbung dar

CHECK-UP

- Was ist das histologische Korrelat von grauer und weißer Substanz?
- Was bezeichnet den Begriff Neuropil?

Jetzt bist du dran!

Überblick gewinnen

Notiere dir ca. 5 Stichwörter aus diesem Unterkapitel.

2.3 Peripheres Nervensystem (PNS)

Fabian Rengier und Henrik Holtmann

Anatomie, Histologie

2.3.1 Bestandteile

Das periphere Nervensystem umfasst 12 paarige Hirnnerven, 31–33 paarige Spinalnerven, von Spinalnerven gebildete Plexus (Nervengeflechte) und periphere Nerven, des Weiteren vegetative Nerven und vegetative Nervengeflechte sowie vegetative und sensible Ganglien.

Nerven setzen sich aus vielen, meist unterschiedlichen Nervenfasern zusammen. Nervenfasern können Erregungen in der Regel nur in eine Richtung leiten. Man unterscheidet daher **afferente Nervenfasern,** die Erregungen aus der Peripherie in das ZNS leiten, und **efferente Nervenfasern,** die Erregungen aus dem ZNS in die Peripherie leiten.

Nach ihrer Funktion werden die Nervenfasern in 7 Faserqualitäten (➤ Tab. 2.1) eingeteilt, von denen 3 nur bei Hirnnerven vorkommen (die Abkürzungen werden bei der Darstellung des Nervensystems in diesem Buch verwendet):

2.3.2 Spinalnerven

Die 31–33 Spinalnervenpaare entstehen im **Foramen intervertebrale** aus der Vereinigung der efferent leitenden Vorderwurzel und der afferent leitenden Hinterwurzel eines Rückenmarksegments. Die **Vorderwurzel (Radix anterior)** führt somato- und viszeromotorische Fasern, die im Sulcus anterolateralis (Vorderseitenfurche) das Rückenmark verlassen. Die **Hinterwurzel (Radix posterior)** enthält sensible Fasern, die vor ihrem Eintritt in das Rückenmark im Sulcus posterolateralis (Hinterseitenfurche) das **Spinalganglion** (Ggl. sensorium nervi spinalis) mit den Perikarya der pseudounipolaren Neurone bilden. Der sehr kurze Spinalnerv teilt sich in 4 Äste:

- **R. anterior:** sensible und motorische Innervation der vorderen und seitlichen Rumpfwand (Rr. anteriores aus Th1–Th12) und Bildung der Plexus cervicalis, brachialis, lumbalis und sacralis.
- **R. posterior:** sensible und motorische Innervation von Rücken und Hinterkopf.
- **R. meningeus:** sensible Innervation der Rückenmarkshäute.
- **R. communicans albus:** präganglionäre sympathische Nervenfasern, die zu den paravertebralen Ganglien des Grenzstrangs **(Truncus sympathicus)** führen. Teilweise laufen sie nach Umschaltung in dem entsprechenden Grenzstrangganglion als R. communicans griseus zurück zum Spinalnerv.

2.3.3 Feinstruktur der Nerven

Im PNS werden Nervenfaserbündel, die eine bindegewebige Hülle umgibt, als Nerven bezeichnet. Die einzelnen Hüllen dienen als Schutz. Eine Hülle setzt sich aus folgenden Schichten zusammen (➤ Abb. 2.1):

- **Epineurium:** äußerste Hülle, gebildet aus kollagenem Bindegewebe, Gefäßen und vereinzelten Fettzellen. Das Epineurium ist die Fortsetzung der Dura, das, je feiner der Nerv in der Peripherie wird, zunehmend schwindet.
- **Perineurium:** mittlere, auch bindegewebige Hülle. Besteht aus einer äußeren **Pars fibrosa** und einer inneren **Pars epitheloidea.** Die Pars epitheloidea wird auch als **Perineuralscheide** bezeichnet. Sie fungiert als Diffusionsbarriere und setzt sich aus bis zu 20 Lamellen modifizierter Fibroblasten, den **Perineuralepithelzellen,** zusammen, die durch Tight junctions fest miteinander verbunden sind. Eine Pars fibrosa ist bei dünnen Nerven nicht mehr zu finden, lediglich die Pars epitheloidea reicht bis in die Peripherie des Nervs. Das Perineurium umgibt jeweils einen **Faszikel** (Nervenfaserbündel). Je größer der Umfang eines Nervs ist, desto mehr von Perineurium umschlossene Faszikel enthält er.
- **Endoneurium:** Bezeichnet das Bindegewebe einschließlich der Gefäße, das die einzelnen Nervenfasern eines Faszikels umgibt. Das kontinuierliche Endothel der Kapillaren des Endoneuriums ist von seiner Funktion her eine **Blut-Nerven-Schranke.**

MERKE

Auf längs angeschnittenen Nerven sind die erkennbaren Zellkerne überwiegend den Schwann-Zellen zuzuordnen.

2.3.4 Feinstruktur der Ganglien

Vegetatives Ganglion Die Perikarya der efferenten Spinalnervenfasern liegen entweder in der grauen Substanz des Rückenmarks (somato- und viszeroefferente Fasern) oder in vegetativen

Tab. 2.1 Faserqualitäten der Nervenfasern

Faserqualität	Abkürzung	Aufgabe
Somatoefferent (somatomotorisch, motorisch)	M	Willkürliche Innervation der Skelettmuskulatur
Allgemein-viszeroefferent (-viszeromotorisch)	VM	Meist unwillkürliche, vegetative Innervation von Organen, Gefäßen und Drüsen
Speziell-viszeroefferent (-viszeromotorisch)	S-VM	Nur bei Hirnnerven; Innervation der Abkömmlinge der entwicklungsgeschichtlichen Kiemenbogenmuskulatur
Allgemein-somatoafferent (-somatosensibel)	S	Leitung von Reizen aus Hautrezeptoren oder anderen Rezeptoren zum ZNS
Speziell-somatoafferent (-somatosensibel)	S-S	Nur bei Hirnnerven; Fasern im N. opticus (II. Hirnnerv) aus dem Auge und im N. vestibulocochlearis (VIII. Hirnnerv) aus dem Gleichgewichts- und Hörorgan im Innenohr
Allgemein-viszeroafferent (-viszerosensibel)	VS	Leitung meist unbewusst bleibender Reize aus den Organen und Blutgefäßen zum ZNS
Speziell-viszeroafferent (-viszerosensibel)	S-VS	Nur bei Hirnnerven; Geruchs- und Geschmacks-Nervenfasern

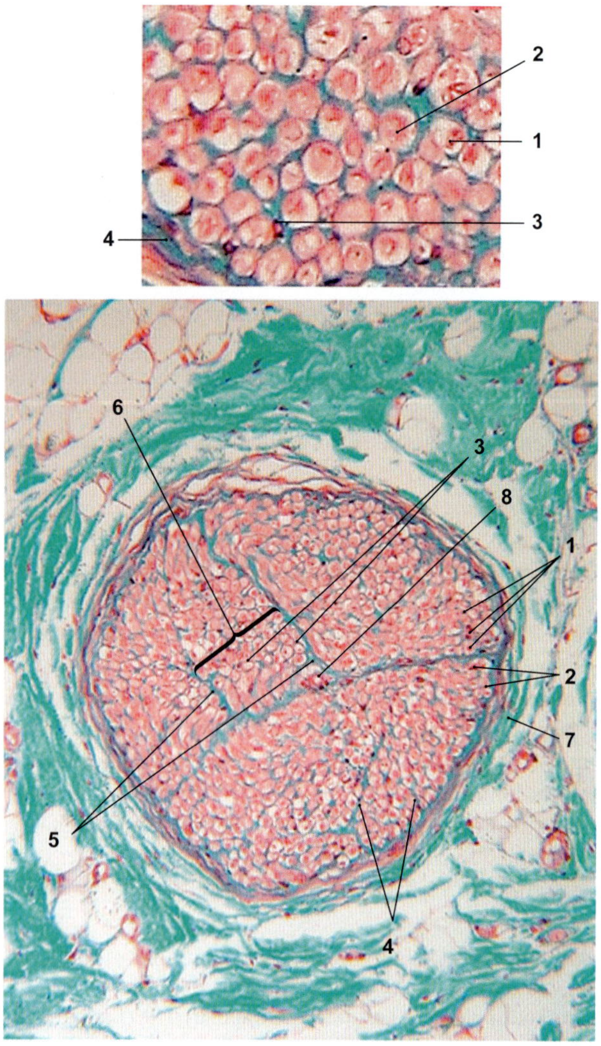

Abb. 2.1 Peripherer Nerv (Querschnitt bei hoher Vergrößerung oben und bei geringer Vergrößerung unten; Goldner-Färbung); Nervenfasern (1), Markscheiden (2), Endoneurium (3, 4), Perineurium (5, 6), Epineurium (7) und Arterie (8). [T873/L141/P668]

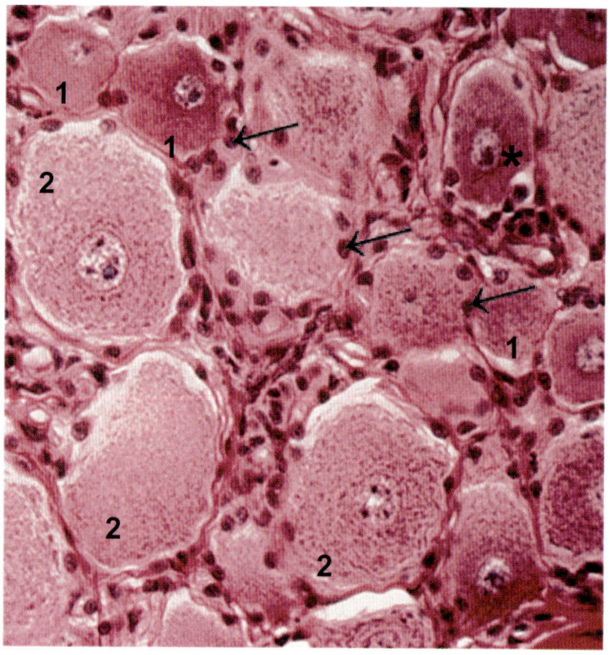

Abb. 2.2 Spinalganglion (Azan, hohe Vergrößerung); kleine Nervenzellperikarya (1), große Nervenzellperikarya (2), Satellitenzellen (→), Nissl-Substanz (*) [E360]

Ganglien (nur viszeroefferente Fasern). Ein vegetatives Ganglion enthält einige 100 bis ca. 1000 Perikarya. In diesen Ganglien befinden sich zum einen die kleinen Perikarya von multipolaren Nervenzellen, die hier von peripheren Gliazellen, den sog. **Satellitenzellen (Mantelzellen),** umgeben sind mit einer Basallamina zwischen Nervenzelle und Glia, zum anderen gibt es zahlreiche Nervenzellfortsätze. Im vegetativen Ganglion findet die Umschaltung des 1. Neurons (präganglionäres Neuron), dessen Perikaryon im Seitenhorn des Rückenmarks liegt, auf das 2. Neuron (postganglionäres Neuron) des vegetativen Nervensystems statt, dessen Perikaryon hier im Ganglion liegt. Neurotransmitter ist hier sowohl im Sympathikus als auch im Parasympathikus Acetylcholin.

Spinalganglion (➤ Abb. 2.2) In einem sensorischen Spinalganglion liegen bis zu 10.000 Perikarya von primär afferenten Spinalnervenfasern. Die primär afferenten Spinalnervenfasern haben größere Perikarya und Letztere werden von **deutlich** mehr Satellitenzellen umgeben als die der vegetativen Ganglienzellen. Die Neurone sind allesamt pseudounipolar. In einem Spinalganglion findet **keine** Umschaltung der peripher aufgenommenen Information statt. Vegetative wie auch Spinalganglien sind von einer bindegewebigen Hülle überzogen, die sich im Fall der Spinalganglien in die Dura fortsetzt.

KLINIK

Kommt es im PNS zu einer Nervendurchtrennung, degenerieren die (dendritischen) Axone distal der Läsion **(Waller-Degeneration),** die Schwann-Zellen bauen ihr Myelin ab, und Zelltrümmer werden durch Makrophagen beseitigt. Liegt die Läsion zu nah am Perikaryon der Nervenzelle, stirbt diese ab.

Ist die Läsion weiter vom Zellkörper entfernt, regeneriert die Nervenfaser. Das Perikaryon zeigt dann lichtmikroskopisch eine **Chromatolyse** als Ausdruck einer Hypertrophie, Schwann-Zellen proliferieren und bilden sog. **Hanken-Büngner-Bänder,** die Leitschienen für die neu aussprossenden Axone sind. Nachdem die Axone synaptischen Anschluss an die Peripherie gewonnen haben, werden sie erneut myelinisiert, wobei die ursprüngliche Dicke und Internodienlänge nicht mehr erreicht werden und somit eine geringere Leitungsgeschwindigkeit resultiert.

CHECK-UP

- Aus welchen Schichten setzt sich die Hülle von Nerven im PNS zusammen?
- Die Blut-Nerven-Schranke wird von welcher den Nerven bedeckenden Hülle geformt?
- Arbeite die histologischen Unterschiede zwischen vegetativen und Spinalganglien heraus!

Jetzt bist du dran!

Überblick gewinnen

Notiere dir ca. 5 Stichwörter aus diesem Unterkapitel.

2.4 Segmentale und periphere Innervation

Fabian Rengier

Anatomie

Segmentale Innervation Innervation, die von einem Rückenmarksegment ausgeht. Ein **Dermatom** ist der Hautbezirk, der von einem Rückenmarksegment sensibel innerviert wird (➤ Abb. 2.3).

Periphere Innervation Innervation, die von einem peripheren Nerven ausgeht. Der Hautbezirk, der von einem peripheren Nerven sensibel innerviert wird, wird als **Maximalgebiet** bezeichnet. Die Maximalgebiete überlappen sich stark. Das **Autonomgebiet** eines Nervs ist der Teilbereich des Maximalgebiets, der ausschließlich von diesem einen Nerven sensibel versorgt wird. Im Rumpfbereich stimmen segmentale und periphere Innervation überein. Im restlichen Körper kommt es durch die Plexusbildung zu Verflechtungen. Plexusnerven enthalten sensible und motorische Nervenfasern mehrerer Rückenmarksegmente. Dadurch sind sie an der sensiblen Innervation mehrerer Dermatome beteiligt. Die meisten Muskeln werden durch zwei oder mehr Rückenmarksegmente innerviert **(multisegmentale Innervation). Kennmuskeln** werden ausschließlich oder überwiegend von einem Rückenmarksegment versorgt.

FOKUS

Segmentale und periphere Innervation erklären die Unterschiede im klinischen Bild bei Läsionen der Spinalnervenwurzel **(Wurzelkompressionssyndrom)** und Läsionen peripherer Nerven (➤ Tab. 2.2).

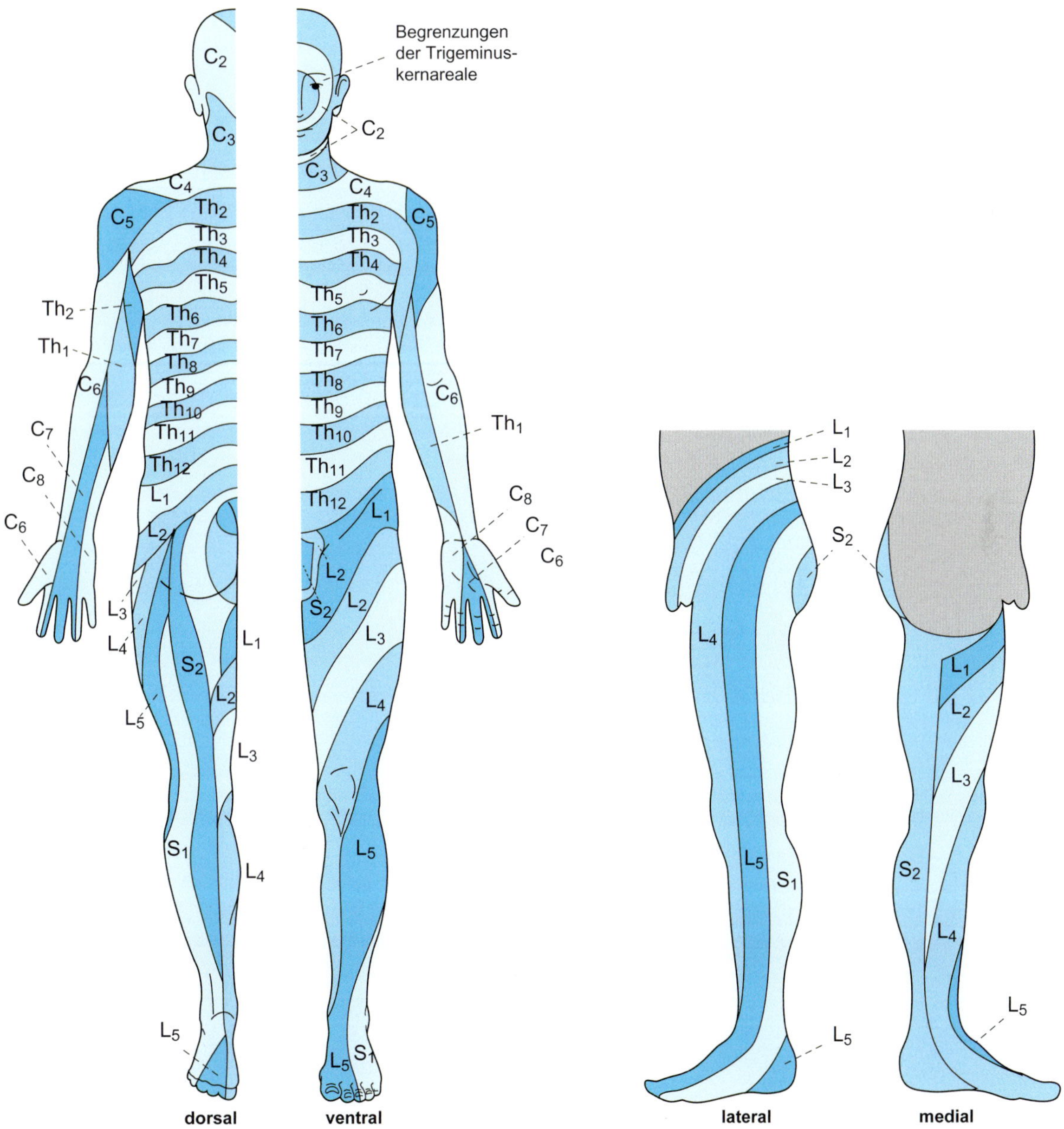

Abb. 2.3 Schema der Dermatome. Das Rückenmarksegment C1 besitzt kein Dermatom, da aus C1 meist nur motorische Nervenfasern hervorgehen. [E483]

Tab. 2.2 Wurzelkompressionssyndrom und periphere Nervenläsion im Überblick

	Wurzelkompressionssyndrom	Periphere Nervenläsion
Mögliche Ursachen	• Wirbelkörperfraktur • Bandscheibenvorfall	• Schnittverletzung • Druckeinwirkung • Zerrung • Quetschung
Sensibilitätsstörungen	Im entsprechenden Dermatom	Im entsprechenden Maximalgebiet
Motorische Störungen	• Komplette Lähmung des entsprechenden Kennmuskels • Inkomplette Lähmung weiterer vom Segment mitversorgter Muskeln	Komplette Lähmung der vom Nerv innervierten Muskulatur
Vegetative Störungen	Keine	V. a. Schweißsekretionsstörungen im entsprechenden Maximalgebiet

CHECK-UP

Wie unterscheiden sich Läsionen einer Spinalnervenwurzel von Läsionen eines peripheren Nervs?

Jetzt bist du dran!

Überblick gewinnen

Notiere dir ca. 5 Stichwörter aus diesem Unterkapitel.

Jetzt bist du dran!

Zeichenaufgabe

Im ersten Schritt zeichnest du einen Spinalnerven. Zeichne die Ursprungsstrukturen sowie die Aufteilung des Spinalnervs in seine verschiedenen Äste. Beschrifte auch die Qualität der einzelnen Nervenfasern (sensibel oder motorisch) und zeichne die Zielstrukturen der Nervenäste ein.

Im nächsten Schritt malst du einen mikroskopischen Querschnitt eines peripheren Nervs. Beschrifte die einzelnen Schichten und notiere wichtige Funktionen, die die Zellschichten übernehmen.

Überblick gewinnen

Nutze deine gesammelten Stichwörter für eine Mindmap oder eine gegliederte Stichwortliste.

3 Funktionsprinzipien des Nervensystems

3.1 Signalübertragung in Zellen

Isa Jauch, Vorauflage: Björn Jacobi

Physiologie

3.1.1 Passive elektrische Eigenschaften

Wie eine Nervenzelle auf äußere Reize, d. h. Signale von anderen Neuronen oder Sinnesrezeptoren reagiert, hängt entscheidend von ihren passiven elektrischen Eigenschaften ab. Entscheidend sind die **Fläche der Zellmembran** (bestimmt die Kapazität) und die **Dicke des Axons** (bestimmt die Längskonstante und damit die Leitungsgeschwindigkeit). Das elektrische Verhalten der Zelle kann dabei aus physikalischen Parametern vorhergesagt werden. Für die Konstruktion eines einfachen elektrischen Modells eines Neurons werden die gleichen Begriffe gebraucht, die auch einen technischen Stromkreis beschreiben:

- **Spannungsquelle** (Batterie) = Membranpotenzial
- **Widerstand** = Membranwiderstand
- **Kondensator** = Membrankapazität

MERKE

Elektrotonus Lokale Änderung des Membranpotenzials, die keine Änderung der Membranleitfähigkeit bewirkt und durch Verlustströme abgeschwächt wird. An seiner Ausbreitung sind keine spannungsaktivierten Na^+-Kanäle beteiligt, weshalb man von einer **passiven** Ausbreitung spricht. Ein Elektrotonus wird auch als elektrotonisches Potenzial bezeichnet und ist in seiner örtlichen Ausdehnung begrenzt. Alle unterschwelligen, also unterhalb des Schwellenpotenzials für ein AP gelegenen, und alle hyperpolarisierenden Reize werden elektrotonisch weitergeleitet. Auch in Zellarealen, in denen keine oder nur wenige spannungsabhängige Na^+-Kanäle vorhanden sind, erfolgt die Signalweiterleitung elektrotonisch. Dies ist der Fall in Sinneszellen, Dendriten und in den myelinisierten Internodien des Axons.

Membranwiderstand (Rm) Analog zu technischem Strom lässt sich auch für Zellmembranen ein elektrischer Widerstand angeben, der das Verhältnis von Spannung zu appliziertem Strom angibt: $R = {}^{U}/_{I}$. Folglich ist die Potenzialänderung umso größer, je höher der Widerstand ist – das ist etwa bei einer geringen Dichte von offenen Ionenkanälen der Fall. Im Normalfall ist R_m vor allem durch die Anzahl der offenen K^+-Kanäle bestimmt – je größer sie ist, desto schwerer ist die Zelle erregbar. In kleinen Zellen oder Zellbereichen, etwa Dendriten, ist der Membranwiderstand im Vergleich zum Soma erhöht. Dadurch können sich elektronische Potenziale effizienter ausbreiten und führen zu stärkeren Änderungen des Membranpotenzials.

Leitfähigkeit (g) Der Kehrwert des Widerstands (${}^{1}/_{R}$). Wird in der Form g_{Na+} als Maß für die Permeabilität der Membran für Na^+ angegeben.

Membrankapazität (Cm) Die lipophile Zellmembran wirkt als Isolator (Dielektrikum). Da sie für geladene Ionen kaum passierbar ist, lädt sie sich wie ein Kondensator auf. Für die Aufladung dieses Biokondensators wird der erste Teil einer (physiologisch oder experimentell) applizierten Ladung verbraucht, man spricht deshalb auch von kapazitivem Strom.

Membranzeitkonstante (τ) Das Produkt von Membranwiderstand und -kapazität. Sie gibt an, nach welcher Zeit die Membran umgeladen ist. Je kleiner τ ist, desto schneller können sich Erregungen entlang der Membran ausbreiten. τ nimmt Werte zwischen 5 und 50 ms an.

Membranlängskonstante (λ) Die passive Ausbreitung eines elektrotonischen Potenzials ist örtlich beschränkt, wobei seine Stärke mit zunehmender Entfernung (l) vom Injektionsort exponentiell abnimmt. Der Exponent dieses Zusammenhangs ist $-{}^{l}/_{\lambda}$. λ nimmt Werte zwischen 0,1 und 5 mm an und bezeichnet den Abstand vom Injektionsort, bei dem die Stromamplitude auf ${}^{1}/_{e}$, also ca. **37 %** gefallen ist. λ ist **unabhängig** von der Länge des Axons und vergrößert sich mit der Dicke des Axons.

3.1.2 Aktionspotenzial der Nervenzelle

Grundlagen

Ruhemembranpotenzial Da sich die Permeabilität der Ionenkanäle unter Ruhebedingungen nicht ändert, bleibt auch das RMP in engen Grenzen konstant. Das RMP ist die Spannungsdifferenz, die man mit einer intrazellularen Elektrode misst, wenn man das Potenzial einer extrazellularen Referenzelektrode auf 0 mV festlegt. Dabei misst man Werte zwischen –50 und –100 mV, je nach Zelltyp, in den meisten Neuronen ca. –60 mV.

Aktionspotenzial Bei einem AP kehrt sich das Potenzialverhältnis um, das Zellinnere wird für einen Sekundenbruchteil im Vergleich zum Extrazellularraum. Weil das Membranpotenzial nach wenigen Millisekunden aufgrund der Öffnungs- und Schließeigenschaften der Kanäle wieder zum Ausgangswert zurückkehrt, wird es als **autoregenerativ** bezeichnet.

MERKE

Jede Zelle hat ein RMP, aber nur Nerven- und Muskelzellen sind erregbar, d. h. nur sie können AP generieren. Damit sind sie die einzigen Zelltypen, die Informationen codieren und gleichzeitig über weite Distanzen weiterleiten.

Spannungsgesteuerte Ionenkanäle

Die Basis der AP bilden spannungsabhängige Ionenkanäle. Entscheidend sind die spannungsabhängige Na^+- und K^+-Kanäle.

Aufbau Die meisten Kationenkanäle, auch die für die Generierung des AP verantwortlichen Na^+- und K^+-Kanäle, bestehen aus vier Untereinheiten (Domänen), die in ihrer Mitte eine hochselektive Pore bilden. Jede Domäne besteht aus verschiedenen Segmenten, deren Aminosäurereste wichtig sind für Aktivierung und Selektivität. Die Genfamilie der Kationenkanäle ist phylogenetisch in hohem Maße konserviert.

Funktion Spannungsabhängige Ionenkanäle treten in drei verschiedenen funktionellen Zuständen auf:

- **Geschlossen aktivierbar:** Der Kanal ist geschlossen, kann aber durch Depolarisation geöffnet werden.
- **Geöffnet:** Der Kanal lässt die Ionen passieren, für die er spezifisch ist.
- **Geschlossen, nicht aktivierbar:** Der Kanal ist geschlossen und kann auch durch starke Depolarisation nicht aktiviert werden. Er lässt sich erst nach einer Repolarisation wieder öffnen.

Verlauf

Natriumeinwärtsstrom Ein AP in einer Nervenfaser hat eine extrem kurze Dauer von ca. 1 ms und beruht auf einer temporären Erhöhung der Leitfähigkeit für Na^+. Die erste, schnelle Phase des AP ist von einem Einstrom von Na^+ durch geöffnete Na^+-Kanäle gekennzeichnet. Diese werden durch die Spannungsänderung bei Überschreiten des Schwellenpotenzials aktiviert und bewirken dann eine noch stärkere Depolarisation (positive Rückkopplung!), die schließlich die Ladungsverteilung umkehrt, es entsteht ein positiver **Overshoot.** Wegen der hohen g_{Na^+} nähert sich das Membranpotenzial dem Gleichgewichtspotenzial E_{Na^+} an, das bei ca. +60 mV liegt. Die Depolarisation wird jedoch innerhalb von wenigen Millisekunden beendet. Dafür sind zwei Mechanismen verantwortlich:

- Die aktivierten Na^+-Kanäle schließen extrem schnell wieder, sodass der Na^+-Einstrom gestoppt wird. Daraufhin befinden sie sich in einem geschlossenen, nicht aktivierbaren Zustand.
- Fast zeitgleich mit dem Na^+-Einwärtsstrom setzt ein K^+-Auswärtsstrom ein.

Kaliumauswärtsstrom Obwohl das Öffnen der spannungsgesteuerten K^+-Kanäle in etwa mit dem der Na^+-Kanäle einsetzt, ist der RMP-stabilisierende Effekt (E_{K^+}: ca. –80 mV) in der Initialphase des AP zu vernachlässigen und kommt erst in der Phase der Repolarisation zum Tragen. Das liegt an der langsamen Aktivierung der K^+-Kanäle, die erst nach dem Overshoot ihr Maximum erreicht. Zu diesem Zeitpunkt folgt K^+ dem elektrochemischen Gradienten und strömt aus der Zelle aus. Dadurch nähert sich das Membranpotenzial wieder dem RMP, und die spannungsabhängigen K^+-Kanäle schließen wieder. Danach befinden sie sich in einem geschlossenen, nicht aktivierbaren Zustand.

Nachpotenzial Weil die K^+-Kanäle langsamer deaktivieren und dadurch länger als die Na^+-Kanäle geöffnet sind, bewirken sie nach der Repolarisation eine Hyperpolarisation des Neurons. Dieses hyperpolarsierende Nachpotenzial liegt der **Refraktärität** zugrunde, also der Tatsache, dass mehrere AP nicht beliebig kurz aufeinanderfolgen können. Die Refraktärität begrenzt die maximale Frequenz, mit der ein Axon Signale leiten kann (N. acusticus: bis zu 1 kHz). In manchen Fällen treten auch depolarisierende Nachpotenziale auf. Sie werden durch HCN-Kanäle vermittelt und bilden die Grundlage von spontan rhythmisch aktiven Neuronenpopulationen, die als Taktgeber fungieren.

KLINIK

Na^+-Kanal-Blocker **Tetrodotoxin (TTX),** das Gift des Kugelfischs, ist schon in geringen Mengen tödlich, weil es spannungsabhängige Na^+-Kanäle blockiert. Auch das Lokalanästhetikum **Lidocain** blockiert Na^+-Kanäle und wird subkutan bei kleineren Eingriffen verwendet. Außerdem wird es gut über die Schleimhäute aufgenommen und findet deshalb breite Anwendung in der Zahnheilkunde.

KLINIK

Hypokaliämie Bei einem Mangel an K^+, etwa durch mangelnde Zufuhr mit der Nahrung oder erhöhte Ausscheidung (Diarrhö, Schleifendiuretika), ändert sich gleichzeitig E_{K^+} und das RMP wird positiver. Dadurch sind die Neurone leichter erregbar (Hyperexzitabilität) und es besteht die Gefahr **zerebraler Krämpfe** und im Extremfall Koma.

Hypokalziämie Ein deutlich erniedrigter Blutcalciumspiegel kann etwa im Zuge einer Unterfunktion der Nebenschilddrüsen mit einem Mangel an PTH auftreten. Komplikationen sind vor allem **Krämpfe** der glatten Muskulatur, aber auch **Parästhesien** und zerebrale Krampfanfälle.

Alles-oder-nichts-Regel Die Amplitude des AP ist unabhängig von der Amplitude der initialen Depolarisation. Es kommt also darauf an, **ob** und nicht wie stark das Schwellenpotenzial überschritten wird: Es wird immer ein AP ausgelöst. Die genaue Form und Amplitude des AP sind allerdings auch von äußeren Faktoren wie dem extrazellularen Ionenmilieu abhängig und dadurch modulierbar. Die Alles-oder-nichts-Regel bedeutet also nicht, dass alle AP unter allen Umständen gleich aussehen.

MERKE

Die Anzahl von Na^+- und K^+-Ionen, die während eines AP fließen, macht nur einen **geringen** Anteil der gesamten Kationenzahl aus. Somit ist die Aktivität der elektrogenen Na^+/K^+-ATPase zwar entscheidend für die Existenz des RMP, aber ohne Bedeutung für die Rückkehr zum RMP nach einem AP.

3.1.3 Fortleitung des Aktionspotenzials

Axone leiten Informationen in Form von AP über Distanzen von über einem Meter in wenigen Millisekunden weiter. Dabei werden zwei Typen der Erregungsleitung unterschieden:

- **Kontinuierliche Erregungsleitung** in unmyelinisierten Fasern
- **Saltatorische Erregungsleitung** in myelinisierten Fasern

Die natürliche Richtung der Erregungsweiterleitung heißt **orthodrom,** eine unnatürliche, d. h. pathologische oder künstlich induzierte, nennt man **antidrom.** Letztere wird normalerweise durch die Refraktärität verhindert, kann aber pathophysiologisch von Bedeutung sein.

Kontinuierliche Erregungsleitung

Bei einem AP, das sich auf einer bestimmten Höhe des Axons befindet, kehren sich die Potenzialverhältnisse entlang der Membran um (➢ Abb. 3.1). Das bedeutet, dass **örtlich begrenzt** intrazellular entlang der Membran eine positive und extrazellular eine negative Ladung vorherrscht. Die benachbarten Areale sind jedoch entweder refraktär oder noch nicht erregt, d. h. dort entspricht die Ladungsverteilung dem Ruhezustand. Dadurch breitet sich das AP orthodrom aus, also von bereits erregten in noch nicht erregte Gebiete. Dabei bildet sich eine Stromschleife, bei der intrazellulare positive Ladung aus dem erregten Membranareal in noch nicht erregte Areale fließt und gleichzeitig extrazellulare positive Ladungen aus der noch nicht erregten Zone in das erregte Gebiet fließen. Die Amplitude des AP wird abhängig von λ abgeschwächt, aber ständig durch den Einstrom von Na^+ über spannungsabhängige Na^+-Kanäle regeneriert.

Saltatorische Erregungsleitung

Entlang eines myelinisierten Axons wird ein AP wesentlich schneller weitergeleitet als entlang einer marklosen Faser. Anstatt kontinuierlich von erregten in unerregte Areale zu wandern, springt die Erregung von einem Ranvier-Schnürring zum nächsten (➤ Abb. 3.1). Dieses Phänomen wird durch die Isolatorwirkung der Myelinscheide ermöglicht: Ein hoher Membranwiderstand R_m bewirkt eine stärkere Spannungsänderung bei gleichem Stromfluss. So vergrößert sich λ und die Erregung kann sich schnell **elektrotonisch** entlang der myelinisierten **Internodien,** also den Abschnitten zwischen den Schnürringen, ausbreiten. Gleichzeitig ist diese Variante energiesparend, da das AP nur an den myelinfreien Schnürringen regeneriert werden muss. Die Dichte an spannungsabhängigen Na^+-Kanälen ist dort im Vergleich zu den Internodien etwa 1000-fach erhöht.

KLINIK

Multiple Sklerose (MS) Patienten mit MS leiden an einer schubweise fortschreitenden **Demyelinisierung** zunächst zentraler, dann auch peripherer Axone, die Störungen der sensiblen und motorischen Reizweiterleitung nach sich zieht. Verursacht wird die fortschreitende Zerstörung der Myelinscheide wahrscheinlich durch eine fehlgeleitete Immunantwort. Erste Symptome sind **optische Ausfallerscheinungen,** noch vor Einsetzen klinischer Symptome kann eine Leitungsverzögerung im N. opticus durch visuell evozierte Potenziale nachgewiesen werden. Außerdem leiden die Patienten an Parästhesien.

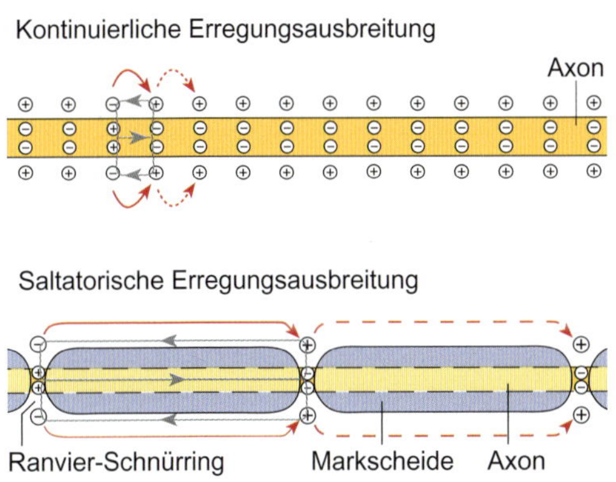

Abb. 3.1 Kontinuierliche und saltatorische Erregungsleitung. Die erhöhte Reichweite der elektrotonischen Weiterleitung im myelinisierten Axon deutlich zu sehen. [A400]

3.1.4 Klasseneinteilungen der Axone

Es existieren zwei Einteilungen, die morphologische und funktionelle Eigenschaften von Axonen berücksichtigen. Die Einteilung von Erlanger und Gasser umfasst sensorische und motorische Fasern (➤ Tab. 3.1), die von Lloyd und Hunt lediglich sensorische (➤ Tab. 3.2).

MERKE

Die Kategorien I–III bei Lloyd und Hunt entsprechen dem Typ A bei Erlanger und Gasser, die Gruppe IV dem Typ C.

3.1.5 Elektrische Reizung

Gleichstrom Nicht nur zu experimentellen, sondern auch zu diagnostischen und therapeutischen Zwecken werden routinemäßig elektrische Reize verwendet und Nervenfasern stimuliert. In den meisten Fällen wird dafür Gleichstrom in Form eines **Rechteckreizes** verwendet. Dabei stehen **Reizstärke** und **Reizdauer** in enger Beziehung: Eine Reizstärke, die nicht ausreicht, um einen peripheren Nerv zu erregen, kann durch eine Erhöhung der Reizdauer kompensiert werden und umgekehrt. Die Reizstärke, die theoretisch bei unendlicher Reizdauer eine Erregung auslösen könnte, wird als **Rheobase** bezeichnet. Als Beurteilungskriterium der Muskel- oder Nervenfunktion findet die **Chronaxie** Verwendung. Sie entspricht der nötigen Reizdauer bei doppelter Rheobase, um eine Erregung auszulösen.

Wechselstrom Grundsätzlich entspricht die Reizung mit einem sinusförmigen Wechselstrom der mit einem Rechteckreiz. Aufgrund der Kondensatoreigenschaften der Membran sinkt jedoch

Tab. 3.1 Einteilung der Fasern nach Erlanger und Gasser

Benennung	Durchmesser [µm]	Leitungsgeschwindigkeit [m/s]	Funktion
Aα	3–20	100	Motorische Efferenzen und Afferenzen
Aβ	3–20	60	Afferenzen von Tastrezeptoren
Aγ	3–20	40	Efferenzen zu Muskelspindeln
Aδ	3–20	20	Afferenzen von Mechano- und Schmerzrezeptoren der Haut (schnelle Schmerzfasern)
B	1–3	10	Präganglionäre vegetative Fasern
C	1 (unmyelinisiert)	1	Postganglionäre vegetative Fasern, langsame Schmerzfasern

Tab. 3.2 Einteilung der Fasern nach Lloyd und Hunt

Benennung	Durchmesser [µm]	Leitungsgeschwindigkeit [m/s]	Funktion
I	13	100	Ia: Afferenzen von Muskelspindeln Ib: Afferenzen von Sehnenorganen
II	9	60	Afferenzen von Tastrezeptoren
III	3	15	Afferenzen von tiefen Mechanorezeptoren (Haut und Muskeln)
IV	1 (unmyelinisiert)	1	Langsame Schmerzfasern

die Antwortstärke mit zunehmender Frequenz und ist wegen der Eigenschaften der Ionenkanäle bei einer bestimmten Frequenz maximal. Diese wird als **Frequenzoptimum** bezeichnet.

MERKE

Neurografie Die **Nervenleitungsgeschwindigkeit** (NLG, [m/s]) lässt sich klinisch mithilfe der Neurografie bestimmen. Dabei werden die Axone eines peripheren Nervs transkutan durch Elektroden stimuliert. Einen depolarisierenden Effekt hat hierbei ausschließlich die Kathode, weil durch ihr negatives Potenzial der Extrazellularraum negativer wird und die dadurch bewirkte Angleichung von intra- und extrazellularer Ladungsverteilung einer Depolarisation entspricht. An der Anode ist es genau umgekehrt: Hier entspricht die extrazellulare Positivierung einer Vergrößerung der Potenzialdifferenz und damit einer Hyperpolarisation, weswegen man auch von Anodenblock spricht. Mit einer Ableitelektrode kann dann die Latenzzeit Δt bestimmt werden: $NLG = l/\Delta t$. Mithilfe der Neurografie lassen sich demyelinisierende (z. B. MS) von axonalen Erkrankungen (z. B. diabetische Polyneuropathie) abgrenzen, oder auch ein Karpaltunnelsyndrom ausschließen.

3.1.6 Axonaler Transport

Innerhalb eines Axons existieren verschiedene Mechanismen, die den Transport von Metaboliten und Makromolekülen auch über große Distanzen gewährleisten. Dabei werden **anterograde** (vom Soma nach peripher) von **retrograden** (von peripher nach zentral) Transportformen unterschieden:

- **Schneller anterograder Transport:** ATP-verbrauchender Prozess, Moleküle werden in Transportvesikel verpackt, mit einer Geschwindigkeit von bis zu 40 cm pro Tag entlang des Zytoskeletts transportiert
- **Langsamer anterograder Transport:** 0,1–0,5 cm pro Tag
- **Retrograder Transport:** bis 20 cm pro Tag, wichtig für den Erhalt der Proteinsynthese im Soma

KLINIK

Verschiedene Viren, wie **Herpes simplex** und das **Poliovirus,** nutzen intraaxonale Transportmechanismen, um sich innerhalb der Wirtszelle auszubreiten. Auch die **Toxine** von **Clostridium tetani** gelangen durch retrograden Transport in die Somata der α-Motoneurone des Vorderhorns.

CHECK-UP

- Wie ist der Membranwiderstand definiert und welche Konsequenzen hat seine Erhöhung?
- Welche Phasen eines AP werden unterschieden und wie grenzt man sie voneinander ab?
- Was besagt die Alles-oder-Nichts-Regel?
- Worin bestehen die Unterschiede zwischen kontinuierlicher und saltatorischer Erregungsleitung?
- Wie verläuft der Pathomechanismus der Multiplen Sklerose?

Jetzt bist du dran!

Überblick gewinnen

Notiere dir ca. 5 Stichwörter aus diesem Unterkapitel.

3.2 Signalübertragung zwischen Zellen

Isa Jauch, Vorauflage: Björn Jacobi

Physiologie

3.2.1 Prinzipien synaptischer Übertragung

Eine Synapse stellt eine Verbindung zwischen zwei erregbaren Zellen dar, die den Extrazellularraum überbrückt, Information überträgt und dabei auch modulieren kann. Die Überbrückung kann auf zwei grundsätzlich verschiedenen Wegen erfolgen:

- **Elektrische Synapse:** Es besteht eine direkte Verbindung zweier Zellen über **Gap junctions** (Nexus). Diese wird durch eine Ansammlung von tunnelförmig arrangierten Proteinkomplexen, sog. Connexonen, ermöglicht. Gap junctions lassen den Austausch von Signalmolekülen und Ionen zu und bewirken damit eine **elektrische Kopplung** ganzer Verbände von Neuronen oder (Herz-)Muskelzellen (funktionelles Synzytium)
- **Chemische Synapse:** Chemische Synapsen werden zwischen dem synaptischen Bouton eines Axons **(Präsynapse)** und einer spezifischen Zielstruktur gebildet, sei es ein Dendrit oder die neuromuskuläre Endplatte (**Postsynapse**). Der synaptische Spalt muss mittels Ausschüttung von transmittergefüllten Vesikeln überbrückt werden. Diese Umwandlung von einem elektrischen in ein chemisches Signal ist der Normalfall und in allen Gebieten des ZNS, an der neuromuskulären Endplatte oder an Drüsenausführungsgängen zu finden. Der Transmitter erreicht sein Ziel allein durch **Diffusion,** die aber wegen der Kompartimentierung der Synapse und die Abschirmung durch Astrozyten in der Regel auf den synpatischen Spalt beschränkt bleibt. Prä- und postsynaptische Membran weisen zahlreiche spezifische Charakteristika auf, welche die schnelle Ausschüttung von Transmittern bzw. die postsynaptische Depolarisation ermöglichen. So ist die Dichte an ligandengesteuerten Ionenkanälen im Bereich der Postsynapse im Vergleich zu anderen Arealen des Neurons um ein Vielfaches erhöht.

3.2.2 Transmitter

Ein Transmitter ist ein Botenstoff, der die Erregung von der prä- auf die postsynaptische Zelle überträgt. Synapsen werden nach dem an ihnen vorwiegend ausgeschütteten Transmitter benannt, so spricht man von glutamatergen, dopaminergen etc. Synapsen.

Einteilung

Neurotransmitter werden anhand ihrer chemischen Struktur folgendermaßen unterteilt:

- **Aminosäuren:** Glutamat, GABA, Glycin, Aspartat
- **Monoamine:**
  - Katecholamine: NA, Adrenalin, Dopamin
  - Ach, Serotonin, Histamin
- **Peptide:** Substanz P, Enkephaline, Angiotensin, Endorphine, Neurotensin

Synthese

Neurotransmitter werden präsynaptisch synthetisiert und in Bläschen, den **synaptischen Vesikeln,** gespeichert und bei Bedarf freigesetzt. Für die effektive Beladung der Vesikel mit Transmittermolekülen wird der Vesikel mithilfe einer vesikulären H^+-ATPase angesäuert. Der resultierende Protonengradient wird dann genutzt, um eine hohe Transmitterkonzentration im Vesikel zu erreichen. Die im Soma gebildeten Vesikel werden unter ATP-Verbrauch entlang des Zytoskeletts zu ihrem Ziel transportiert. Ein Teil der Vesikel liegt unmittelbar an der Membran an, ihr Inhalt kann bei Bedarf sofort freigesetzt werden. Der größere Teil bildet jedoch ein Reservoir und verbleibt als Speichervesikel an das Aktinzytoskelett angeheftet.

Freisetzung

Mechanismus Das entscheidende Signal für die Transmitterausschüttung ist **Ca^{2+}-Einstrom** über spannungsabhängige Ca^{2+}-Kanäle (P-, Q- und N-Typ). Er wird durch ein AP im präsynaptischen Neuron ausgelöst. Der folgende Mechanismus entspricht einer Exozytose: Die transmittergefüllten Vesikel fusionieren **Synaptotagmin** vermittelt (Ca^{2+}-Sensor) mit der präsynaptischen Membran und geben ihren Inhalt in den synaptischen Spalt frei. Der Transmitter **diffundiert** zur postsynaptischen Membran. Die dortigen Rezeptoren ermöglichen entweder als ligandengesteuerte Ionenkanäle direkt den Einstrom von Ionen oder aktivieren intrazellulare Signalkaskaden.

Aktive Zone Das unmittelbar präsynaptische Membranareal (aktive Zone) eines Boutons enthält einen hochspezialisierten Proteinkomplex, der für die effektive und koordinierte Freisetzung von Transmitter zuständig ist. Die Erhöhung des Ca^{2+}-Spiegels bewirkt nur ein Verschmelzen der unmittelbar an sie angedockten Vesikel mit der Membran. Für die Bereitstellung der am Aktinzytoskelett lokalisierten Vesikel ist die Interaktion von Ca^{2+} mit den Proteinen der aktiven Zone notwendig: In einem ersten Schritt löst sich **Synapsin** nach Ca^{2+}-abhängiger Phosphorylierung durch die Ca^{2+}-Calmodulin-Kinase (CaM-Kinase) von den Speichervesikeln und gibt sie damit frei. **Synaptobrevin** ist ein SNARE-Protein der Vesikelmembran und ermöglicht die Verschmelzung mit der präsynaptischen Membran.

Quantale Freisetzung Da jeder Vesikel etwa die gleiche Menge an Transmittermolekülen enthält, ist die ausgeschüttete Menge immer ein ganzzahliges Vielfaches des Inhalts eines einzelnen Vesikels.

Spontane Freisetzung Einzelne Vesikel werden spontan freigesetzt und verursachen postsynaptisch ein sogenanntes Miniatur-Endplattenpotenzial. Es ist weniger funktionell als experimentell von Bedeutung: Indikator für synaptische Integrität.

Steuerung der Freisetzung Die Menge des freigesetzten Transmitters, die darüber entscheidet, ob in der postsynaptischen Zelle das Schwellenpotenzial erreicht wird, wird von vielen Faktoren mitbestimmt. Entscheidend ist jedoch die AP-Frequenz. Ab einer gewissen Stimulusfrequenz kann das Ca^{2+} nicht mehr effektiv gepuffert oder durch Aktivität der Ca^{2+}-ATPase und des Na^+/Ca^{2+}-Austauschers entfernt werden, sodass die Ca^{2+}-Konzentration erhöht bleibt und die Transmitterausschüttung beim zweiten AP höher als beim ersten ist. Diese **posttetanische Potenzierung** ist ein Mechanismus der Entstehung präsynaptischer Plastizität (➤ Kap. 3.2.6).

Wirkung

Die Wirkung des ausgeschütteten Neurotransmitters hängt in erster Linie vom Typ des aktivierten Rezeptors ab. Diese weisen zwei Eigenschaften auf:

- Hohe **Spezifität:** Ein Glutamatrezeptor bindet hochaffin an und reagiert nahezu ausschließlich auf Glutamat.
- Hohe **Selektivität:** Nach Aktivierung ist ein $GABA_A$-Rezeptor ausschließlich für Cl^- passierbar.

MERKE
Hohe Spezifität eines Rezeptors bedeutet **nicht,** dass er keinen anderen natürlichen Liganden binden kann. Künstlich entwickelte Liganden besitzen i. d. R. sogar eine höhere Affinität.

Liganden werden eingeteilt in **Agonisten,** also aktivierend auf einen bestimmten Rezeptor wirkende Stoffe, und **Antagonisten,** die hemmend wirken. Außerdem werden **kompetitive (reversible)** und nicht kompetitive (**irreversible**) Arten der Aktivierung bzw. Inaktivierung unterschieden.

Cotransmitter V. a. an zentralen Synapsen wird häufig nicht nur ein Transmitter ausgeschüttet, sondern zusätzlich Neuropeptide, welche die Transmitterwirkung modulieren. Im Zuge dieser **Cotransmission** ist Glutamat häufig mit Substanz P colokalisiert, Glycin mit Neurotensin. Andere Transmitter besitzen dagegen meist mehrere Cotransmitter.

Beendigung der Transmitterwirkung Nach Ausschüttung des Transmitters muss seine Wirkung schnell wieder beendet werden, da es ansonsten zu einer Übererregung der postsynaptischen Zelle kommen würde und gleichzeitig eine Codierung hoher Frequenzen nicht möglich wäre:

- Inaktivierung durch **Diffusion:** Der Transmitter diffundiert aus dem synaptischen Spalt und wird dadurch funktionell bedeutungslos, weil es außerhalb der Postsynapse nur wenige Rezeptoren gibt.
- Inaktivierung durch **enzymatische Spaltung:** V. a. Ach wird im synaptischen Spalt durch die Acetylcholinesterase (AchE) inaktiviert.
- Inaktivierung durch **Gliazellen:** Vor allem Astrozyten schirmen den synaptischen Spalt ab und puffern extrazellulares K^+ ab, welches durch den K^+-Ausstrom während einer neuronalen Erregung anfällt. Andernfalls würde sich das Kaliumgleichgewichtspotenzial massiv verschieben und zu einer Übererregung, etwa einem epileptischen Anfall, führen. Daneben nehmen Astrozyten wahrscheinlich auch Glutamat auf.
- **Wiederaufnahme:** Manche Neurotransmitter werden von der präsynaptischen Zelle wieder aufgenommen (Reuptake) und recycled. Dadurch werden außerdem metabolische Kosten für die Neusynthese gespart.

3.2.3 Rezeptortypen

Einteilung Für jeden Transmitter existieren, je nach Hirnareal und Zelltyp, unterschiedliche Rezeptortypen und Isoformen. Alle Neurotransmitter beeinflussen direkt oder indirekt die Ionenströme und damit das Membranpotenzial der postsynaptischen Zelle.

- **Ionotrope Rezeptoren** sind Membranproteine, die neben der Ligandenbindungsdomäne eine selektive Pore besitzen, durch die bei Aktivierung durch Bindung des Liganden und anschließende Konformationsänderung direkt Ionen fließen. Sie entfalten ihre Wirkung innerhalb von Millisekunden.
- **Metabotrope Rezeptoren** besitzen zusätzlich zur extrazellularen Ligandenbindungsstelle sieben Transmembrandomänen. Sie führen zur Aktivierung von G-Proteinen in der Membran. Durch die anschließenden Signalkaskaden werden zelluläre Enzyme, Transkriptionsfaktoren und Ionenkanäle, etwa durch Phosphorylierung, modifiziert. Im Fall von Kanälen kann dies zu einer Änderung ihrer Permeabilität oder Offenwahrscheinlichkeit führen. Die Wirkung metabotroper Rezeptoren ist langsamer, von längerer Dauer und beeinflusst plastische Vorgänge im ZNS.

Modulation Ionotrope und metabotrope Rezeptoren unterliegen vielfältigen Modifikationen. Sie können phosphoryliert oder durch andere intrazellulare Signalkaskaden verändert werden. V.a. können sie **densensitisiert** sein, d. h. unempfindlicher gegenüber ihrem Liganden. Dieses molekulare Korrelat zum beobachtbaren Phänomen der Gewöhnung (Habituation) wird z. B. als Grundlage der Schmerzmittelunempfindlichkeit und Drogensucht angesehen. Daneben spielt die Anzahl funktionsfähiger Rezeptoren in der postsynaptischen Membran eine entscheidende Rolle. Sie kann beeinflusst werden durch Modulation des Trafficking, also des Transports dieser Rezeptoren zur und innerhalb der Membran. Durch diese **Rezeptorplastizität** kann bei einem Rückgang der Transmitterausschüttung die Sensitivität durch Erhöhung der Anzahl der Rezeptormoleküle erhalten werden. **Autoinhibition,** etwa an α_2-Adrenorezeptoren, beinhaltet einen präsynaptischen Mechanismus der negativen Rückkopplung, um die Übertragungsstärke einzustellen.

3.2.4 Ligandengesteuerte Übertragung

Von ligandengesteuerter Übertragung spricht man, wenn der an den Rezeptor gebundene Ligand direkt die an der Membran wirkende Ionenströme beeinflusst. Das ist bei **ionotropen Rezeptoren** der Fall. Anders als an der neuromuskulären Endplatte löst im ZNS nicht jede postsynaptische Erregung ein AP aus, sondern es kommt auf die Summenwirkung depolarisierender (**exzitatorische postsynaptische Potenziale,** EPSP) und hemmender Potenziale an (**inhibitorische postsynaptische Potenziale,** IPSP).

Exzitatorische postsynaptische Potenziale

Um ein EPSP zu generieren, müssen sich ligandengesteuerte Kationenkanäle öffnen, um einen Einstrom von Na^+ zu ermöglichen. Der gleichzeitige Ausstrom von K^+ ist zu vernachlässigen, da sich das RMP näher am Gleichgewichtspotenzial für K^+ als an dem von Na^+ befindet ($E_{K^+} = -80$ mV; $E_{Na^+} = +60$ mV). Der dabei fließende Na^+-Strom hat eine depolarisierende Wirkung und wird deshalb als exzitatorischer postsynaptischer Strom (EPSC) bezeichnet. Entsprechend werden Synapsen, an denen regelmäßig EPSP ausgelöst werden, als **exzitatorische Synapsen** bezeichnet.

Inhibitorische postsynaptische Potenziale

Inhibitorische Synapsen sind im ZNS weit **häufiger** als exzitatorische. Das dort beobachtbare IPSP ist in den meisten Fällen hyperpolarisierend, kann aber auch leicht depolarisierend sein. Folglich ist nicht die Polarität des Potenzials das Entscheidende, sondern dass die gemeinsame Amplitude von EPSP und IPSP geringer als die des EPSP ist. Der zugrunde liegende Mechanismus beruht auf einer Abnahme des Membranwiderstands durch Öffnen von K^+- oder Cl^--Kanälen: Dadurch wird nicht nur das RMP stabilisiert ($E_{Cl-} = -90$ mV), sondern auch der Membranwiderstand drastisch reduziert → der depolarisierende Strom wird so gut wie wirkungslos. Diese Form des IPSP wird deshalb auch als **Shunt inhibition** bezeichnet.

3.2.5 Second-messenger-gesteuerte Übertragung

Grundprinzip

Durch G-Protein-vermittelte Signalkaskaden kann die Wirkung eines einzelnen Transmittermoleküls um ein Vielfaches erhöhen. Mit diesem Prinzip arbeiten **metabotrope Rezeptoren** für ACh, Glutamat oder Dopamin. Die Übertragungszeiten liegen im Bereich von ca. 100 ms und sind damit deutlich länger als bei ionotropen Rezeptoren. Die **Second messenger** cAMP oder Ca^{2+} beeinflussen die Offenwahrscheinlicheit und die Menge der in der Membran vorhandenen Kanäle. Enzyme wie die PKA, die Teil intrazellularer Signalwege sind, wirken ebenfalls direkt auf Ionenkanäle.

Signalwege

Im ZNS unterscheidet man drei grundsätzlich verschiedene Wirkungsweisen von G-Proteinen, die sich anhand der α-Untereinheit unterscheiden lassen:

- G_s-Proteine („s" für „stimulierend"): Aktivierung der Adenylatcyclase (AC) → cAMP ↑ → PKA ↑
- G_i-Proteine („i" für „inhibitorisch"): Hemmung der AC → cAMP ↓ → PKA ↓
- $G_{q/11}$-Proteine: Aktivierung der PLC → PIP_2 → DAG → Aktivierung der PKC und gleichzeitig IP_3 → Freisetzung von Ca^{2+} aus dem ER

3.2.6 Synaptische Plastizität

Grundlagen

Synaptische Plastizität, also das neuronale Korrelat zu Gedächtnis und Lernvorgängen auf Ebene einzelner Synapsen, ist am besten an glutamatergen Synapsen im Hippocampus untersucht. Diese befinden sich zwischen den Axonen der Pyramidenzellen in der CA3-Region (Schaffer-Kollateralen) und den Dendriten der Pyramidenzellen in CA1. Dort sind Glutamatrezeptoren vom AMPA- und NMDA-Typ lokalisiert. Erst das Zusammenspiel beider Rezeptortypen ermöglicht eine dauerhafte Veränderung der synaptischen Übertragung. Das dafür nötige Signal ist ein postsynaptisch erhöhter intrazellularer Ca^{2+}-Spiegel. Auch präsynaptische Mechanismen synaptischer Plastizität sind bekannt, jedoch sind sie zeitlich stark begrenzt und beinhalten keine strukturellen oder Veränderungen der Proteinsynthese.

Mechanismus

Normalerweise ist der NMDA-Rezeptor durch ein **intrazellulares Mg^{2+}-Ion blockiert** und dadurch nicht für andere Kationen passierbar. So ist er selbst bei Glutamatbindung nicht funktionell, solange nicht genügend AMPA-Rezeptoren ebenfalls Glutamat gebunden haben. Erst bei starker Depolarisation wird das Mg^{2+} von seiner Position verdrängt und gibt die Kanalpore frei. Damit erhöht sich der Ca^{2+}-Spiegel im Sinne einer **positiven Rückkopplung** noch weiter: Der NMDA-Rezeptor lässt unspezifisch Kationen passieren und obwohl der Ca^{2+}-Einstrom quantitativ viel geringer als der von Na^+ ist, ist sein Effekt aufgrund des normalerweise sehr niedrigen intrazellularen Ca^{2+}-Konzentration enorm groß. Außerdem depolarisiert die Membran durch den Kationeneinstrom zusätzlich. Ca^{2+} aktiviert daraufhin als Second messenger direkt intrazellulare Signalkaskaden.

Langzeitpotenzierung (LTP)

Ca^{2+} aktiviert in der Postsynapse direkt die Ca^{2+}-Calmodulin-Kinase (CaM-Kinase) und PKC, die dann postsynaptische Proteine phosphorylieren. Dadurch können zusätzliche Kanäle, v.a. AMPA-Rezeptoren, stabil in die Membran integriert werden, ihre Offenwahrscheinlichkeit oder Leitfähigkeit kann erhöht werden. Daneben existiert ein weiterer Signalweg, der über Aktivierung von Proteinphosphatasen verläuft und zu gegensätzlichen Resultaten führt (➤ Kap. 3.3). Über welchen Weg die Ca^{2+}-Wirkung vor allem vermittelt wird, ist von der Stimulusfrequenz, also der Frequenz der präsynaptischen AP, abhängig (➤ Abb. 3.2). Durch die erzielten strukturellen Veränderungen wird sichergestellt, dass künftig ein kleinerer Reiz ausreicht, um eine starke postsynaptische Antwort zu erzielen. Deshalb wird LTP als eine Form von **„synaptischem Gedächtnis"** angesehen: Die Reaktion auf einen zweiten Reiz ist abhängig von der auf einen ersten. Weil sich diese Tatsache mit den Vorhersagen von Psychologen deckt und leicht zu reproduzieren ist, wird LTP als leistungsfähigstes In-vitro-Modell von **Lernvorgängen** angesehen.

MERKE

Erst bei **hoher Reizstärke** und entsprechend starker Depolarisation findet eine **Verdrängung** der **Mg^{2+}-Ionen** von den NMDA-Rezeptoren statt. Der dadurch ermöglichte Ca^{2+}-Einstrom führt über Second messenger-Signalkaskaden zu **langfristigen Änderungen** der synaptischen Übertragung.

Langzeitdepression (LTD)

Falls die Intervalle der Transmitterfreisetzung eine bestimmte Dauer überschreiten, kann sich die Wirkung einer regelmäßigen Stimulation umkehren. Die resultierende LTD wird als synaptisches Korrelat zur Habituation betrachtet. In diesem Fall verläuft der Ca^{2+}-abhängige Signalweg über die Aktivierung einer Protein-

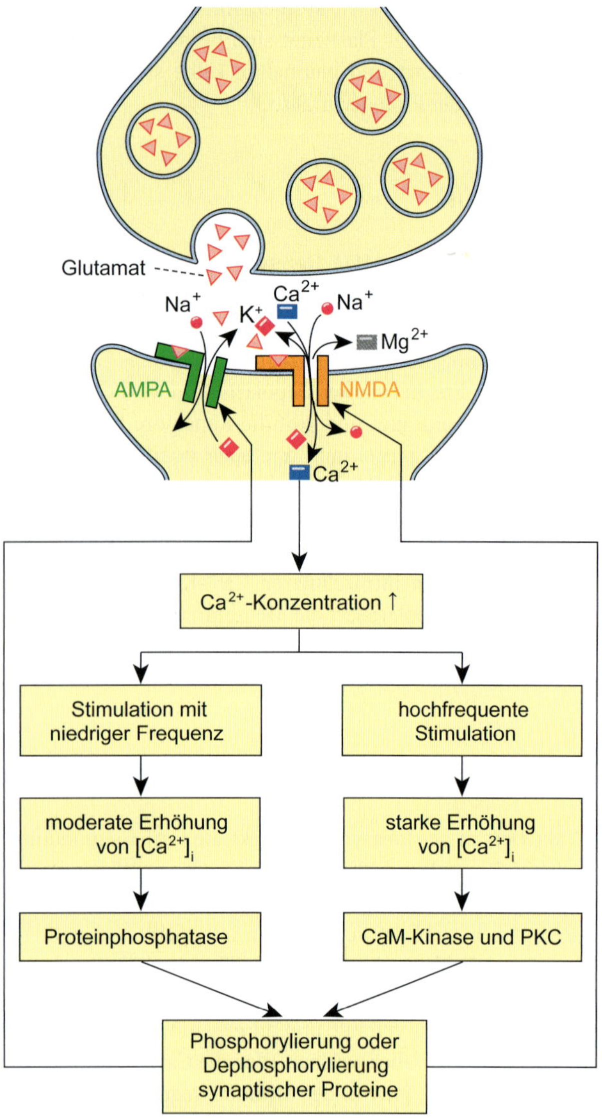

Abb. 3.2 NMDA-abhängige Mechanismen synaptischer Plastizität. Je nach Stimulusfrequenz kann eine regelmäßige Reizung entweder eine Potenzierung (rechts, LTP) oder eine Depression (links, LTD) der Übertragung bewirken. [L231]

phosphatase, die synaptische Proteine und Ionenkanäle dephosphoryliert, dadurch unsensibler macht (Desensitierung) oder die in der Membran lokalisierten Kanäle verringert. LTD ist nicht nur im Hippocampus, sondern auch im Kleinhirn an Purkinje-Zellen nachweisbar und hat dort wahrscheinlich eine Bedeutung für das **motorische Lernen.**

CHECK-UP

- Wie ist eine chemische Synapse aufgebaut und wie funktioniert sie?
- Welche Transmitterwirkungen gibt es und welche Mechanismen spielen bei der Freisetzung eine Rolle?
- Auf welchen Wegen kann die Transmitterwirkung beendet werden?
- Wie kann die Transmitterwirkung auf postsynaptischer Ebene moduliert werden?
- Was ist das EPP, wie kommt es zustande und worin unterscheidet es sich von einem EPSP im ZNS?
- Was ist eine LTP und wie erfolgt sie im Hippocampus?

3.2.7 Übertragung an der motorischen Endplatte

Neuromuskuläre Endplatte

Aufbau Die motorische Endplatte ist die Synapse zwischen dem Axon eines α-Motoneurons und einer Skelettmuskelfaser. Das Axon zweigt sich in mehrere Äste auf, um jede Muskelfaser mit einer einzelnen Endplatte zu versorgen. Diese Verzweigung heißt Telodondron und ist von einer Gliahülle (Teloglia) umgeben. Die unmittelbar präsynaptischen Elemente enthalten zahlreiche Mitochondrien und mit ACh gefüllte Vesikel. Postsynaptisch ist das Sarkolemm aufgefaltet, um eine möglichst große Oberfläche zu bilden.

Transmitterausschüttung Analog zu Synapsen des ZNS ist auch hier der präsynaptische Ca^{2+}-Einstrom über spannungsabhängige Ca^{2+}-Kanäle ausschlaggebend, der das Verschmelzen der ACh-Vesikel mit der präsynaptischen Membran auslöst. Durch die Kompartimentierung und die **postsynaptischen Einfaltungen** ist die Diffusionsstrecke kurz, sodass ACh effektiv auf die in hoher Dichte (10.000/μm^2) exprimierten nikotinischen ACh-Rezeptoren wirkt (➤ Abb. 3.3). Um eine Feinkoordination der Muskeln zu ermöglichen und Krämpfe zu verhindern, muss das ACh möglichst schnell aus dem synaptischen Spalt befördert werden. Das geschieht durch Diffusion aus dem synaptischen Spalt und die Aktivität der **AChE** → hydrolytische Spaltung zu Cholin und Acetat.

Endplattenpotenzial

Nikotinische ACh-Rezeptoren (nACh-R) sind Kationenkanäle, die aus fünf Untereinheiten aufgebaut sind und durch Nikotin aktiviert werden können. Nach Bindung von ACh an nACh-R öffnen diese ihre Kanalporen und lassen recht unspezifisch Kationen (Na^+, Ca^{2+}, Mg^{2+}, K^+) passieren. Funktionell ist der Na^+-Einstrom am bedeutendsten. Aufgrund der Ionenverteilung entlang der Membran strömt v. a. Na^+ ein und K^+ aus. Postsynaptisch entsteht eine Depolarisation, die sich **elektrotonisch** ausbreitet und als **Endplattenpotenzial** (EPP) bezeichnet wird. Das EPP hat eine kurze Anstiegsphase von ca. 1 ms, eine Amplitude von 50 mV und fällt in ca. 10 ms ab. Dadurch wird das **Schwellenpotenzial in jedem Fall erreicht** und ein AP ausgelöst. Das ist sinnvoll, weil es bei der Steuerung der Willkürmotorik nicht wie im ZNS um Summation oder Modulation einer Information geht, sondern um eine zuverlässige Auslösung einer Muskelkontraktion.

KLINIK

Myasthenia gravis Diese **Autoimmunerkrankung** ist durch einen Mangel an nACh-R gekennzeichnet. Dadurch kommt es zu einer pathologisch schnellen Ermüdbarkeit der Skelettmuskulatur. Therapeutisch wird mit Pharmaka vom Neostigmin-Typ die AChE gehemmt, um den Mangel an nACh-R durch eine erhöhte Konzentration von ACh zu kompensieren.

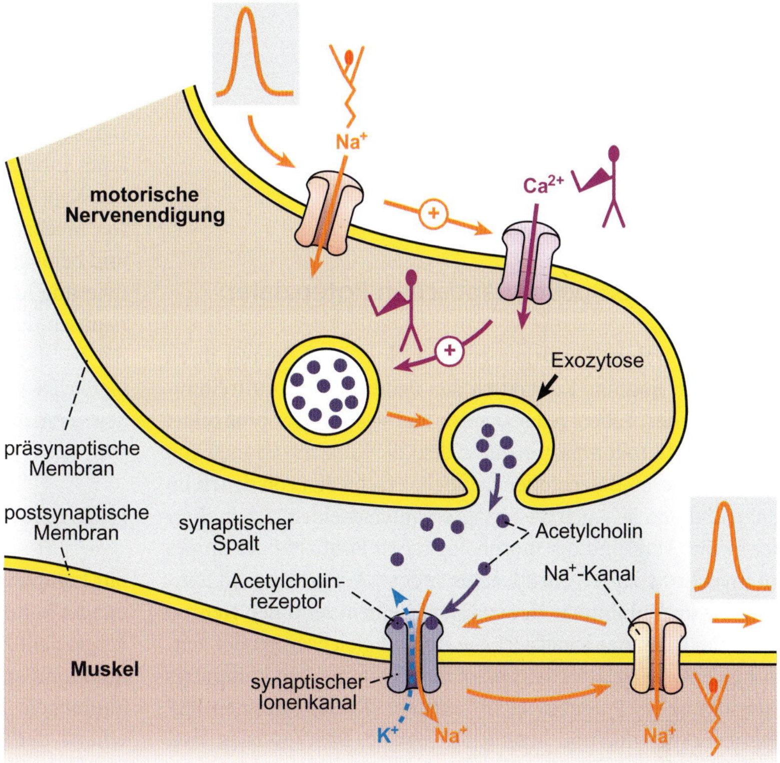

Abb. 3.3 Übertragungsmechanismus an der motorischen Endplatte [L106]

MERKE

Muskelrelaxanzien Die Entwicklung von Pharmaka, welche die Übertragung an der neuromuskulären Endplatte selektiv prä- oder postsynaptisch unterbinden, war von großer Bedeutung für die Anästhesie. Dadurch ist es möglich, die auf das ZNS wirkenden Pharmaka niedrig zu dosieren und trotzdem reflektorische Bewegungen während der OP auszuschalten. Da diese Relaxanzien auch auf die Atemmuskulatur wirken, muss jedoch künstlich beatmet werden. Allgemein werden depolarisierende von nicht depolarisierenden Relaxanzien unterschieden.

- **Depolarisierende** Präparate wie **Succinylcholin** wirken aufgrund ihrer Strukturähnlichkeit zu ACh depolarisierend an der Endplatte. Da sie nur langsam wieder abgebaut werden, kommt es zu einer Dauerdepolarisation, der Muskel kann nicht mehr erregt werden.
- **Nicht depolarisierende** Substanzen wie **Vecuronium,** welche sich vom Pfeilgift **Curare** ableiten, bewirken eine kompetitive Hemmung am ACh-Rezeptor. Sie blockieren also den Rezeptor, ohne ihn zu aktivieren. Ihrer Wirkung kann durch Hemmer der AChE wie **Neostigmin** oder **Physostigmin** antagonisiert werden. Dadurch bleibt die Konzentration von ACh im synaptischen Spalt größer und die Hemmstoffe binden weniger oft an die ACh-Rezeptoren.

Muskelaktionspotenzial

Jedes EPP löst zuverlässig ein AP im Muskel aus, das über das T-System weitergeleitet wird. Seine Dauer liegt mit 20 ms zwischen der in Nervenfasern (1 ms) und der in Herzmuskelzellen (bis zu 300 ms). Über die spannungsabhängigen Dihydropyridinrezeptoren triggert das Muskel-AP die Freisetzung von intrazellularem Ca^{2+}, die dann zur Kontraktion führt.

KLINIK

Elektromyografie (EMG) Es werden die **elektrischen Potenziale** untersucht, die bei einer Muskelaktion auftreten. Hierzu werden dünne Nadelelektroden in den Muskel eingestochen oder Oberflächenelektroden verwendet, die abgeleiteten Potenziale verstärkt und mittels eines Oszillografen sichtbar gemacht. Ein EMG liefert wertvolle Erkenntnisse bzgl. der Art der Erkrankung → neurogene vs. myogene Störung.

Jetzt bist du dran!

Überblick gewinnen

Notiere dir ca. 5 Stichwörter aus diesem Unterkapitel.

3.3 Signalverarbeitung im Nervensystem

Isa Jauch, Vorauflage: Björn Jacobi

Physiologie

3.3.1 Grundprinzipien

Integration von postsynaptischen Potenzialen

An einem einzelnen Dendriten enden viele Axone, die mit ihren synaptischen Boutons Kontakt zu den dendritischen Auftreibungen, den **Spines,** haben. Jeder Dendrit und selbst jeder Spine bildet ein eigenes Mikrokompartiment, in dem die Konzentrationen von Ca^{2+} und anderen Botenstoffen deutlich verschieden von denen im Soma sein können. Auch die Synapsen unterscheiden sich in ihrer Effektivität: Aufgrund der morphologischen Plastizität der Spines sind manche Synapsen effektiver als andere. Außerdem sind exzitatorische und inhibitorische Synapsen in einem zentralen Neuron dicht nebeneinander lokalisiert. Sie sind oft gleichzeitig oder zeitlich nur kurz versetzt aktiv, sodass in der Summe ein komplexes postsynaptisches Potenzial (PSP) entsteht. Dieses Summen-PSP integriert erregende und hemmende Signale. Dabei werden zwei Arten der Integration unterschieden:

- **Räumliche Summation:** Durch die räumliche Nähe der Synapsen können sich exzitatorische Signale verstärken oder durch inhibitorische Signale aufgehoben werden.
- **Zeitliche Summation:** Falls mehrere gleichgerichtete Signale an verschiedenen Synapsen kurz aufeinanderfolgen, können sich die PSP, die sich elektrotonisch ausbreiten, addieren.

Im Normalfall summieren sich PSP gleichzeitig räumlich und zeitlich. In Kombination mit der Kompartimentierung, die einen großen Effekt auf die räumliche Summation hat, ergibt sich die enorme Integrationsleistung eines einzelnen Neurons.

MERKE

PSP folgen **nicht** dem Alles-oder-nichts-Prinzip. Vielmehr hängt ihre Amplitude von der Anzahl der aktivierten Kanäle, der Menge des ausgeschütteten Transmitters und den passiven elektrischen Eigenschaften des Dendriten ab.

Leitung synaptischer Potenziale

Ein typisches EPSP hat eine Amplitude zwischen 0,1 und 5 mV und dauert 5–100 ms. Es breitet sich elektrotonisch aus. Ein einzelnes EPSP ist also grundsätzlich **nicht** in der Lage, ein AP auszulösen. Erst durch Summation vieler EPSP kann das Schwellenpotenzial erreicht werden. Außerdem sind in der dendritischen Membran kaum spannungsabhängige Na^+-Kanäle vorhanden, ebenso am Soma. Somit können dort auftretende EPSP kein AP auslösen, selbst wenn lokal das Schwellenpotenzial erreicht werden sollte. Stattdessen muss sie am **Axonhügel,** dem Ursprungsort des Axons am Soma, erreicht werden, um zuverlässig ein AP auszulösen. Damit bildet der Axonhügel den Ort der räumlichen Integration aller Summen-PSP.

3.3.2 Verarbeitung in Neuronenpopulationen

Präsynaptische Hemmung

Der Begriff der **postsynaptischen Hemmung** beschreibt die Wirkung inhibitorischer Synapsen und IPSP auf einzelne Neurone (➤ Kap. 3.2.4), aber auch auf ganze Verbände von Nervenzellen. Der Mechanismus der **präsynaptischen Hemmung** ist komplexer und beinhaltet **axoaxonale Synapsen,** die durch gleichzeitige Aktivierung hemmender Interneurone die erregende Synapse präsynaptisch durch ein IPSP blockiert, sodass ein dort ankommendes AP neutralisiert wird und die Transmitterausschüttung unterbleibt. Dieses Prinzip findet sich vor allem im Rückenmark mit dem Transmitter Glycin.

Neuronale Netze

Für komplexe Verarbeitung müssen mehrere Nervenzellen miteinander kommunizieren. Sie können einerseits linear hintereinandergeschaltet werden. Dabei verrechnen sich Inhibition und Disinhibition entsprechend. Viel wichtiger sind aber kollaterale Verbindungen. Dadurch werden die Rechenleistung und die Rennschärfe der Signalverarbeitung erhöht. Grundprinzipien hierbei sind:

- **Konvergenz:** Eine Nervenzelle kann über Synapsen Inputs aus mehreren verschiedenen anderen Neuronen erhalten und integrieren.
- **Divergenz:** Eine Nervenzelle kann über verzweigte Axone Synapsen an viele anderen Neuronen bilden und damit Erregung oder Hemmung weiträumig verbreiten.
- **Laterale Inhibition:** Nervenzellen können so verschaltet werden, dass aktive Neurone ihre benachbarten Zellen hemmen. Ein wichtiges Beispiel ist hier die Verschaltung in der Retina.

Jetzt bist du dran!

Überblick gewinnen

Notiere dir ca. 5 Stichwörter aus diesem Unterkapitel.

Jetzt bist du dran!

Zeichenaufgabe

Zeichne die Kurve eines Aktionspotenzials einer Nervenzelle. (Achsenbeschriftung nicht vergessen!)

Welches Ion bewirkt was? Welches Ion fließt wohin?
Wie lange dauert es? Mit wie viel Volt?
Klinikexkurs: Wie wirken lokale Anästhestika?

Anregungen zur weiteren Wiederholung

Zeichne eine chemische Synapse. Was bewirkt der SNARE-Komplex? Welche Proteine sind beteiligt?
Nenne Beispiele, wo du elektrische Synapsen findest. Was ist ein funktionelles Synzytium?
Exkurs: Skizziere im Vergleich zum AP der Nervenzellen das AP am Herzen. Welche Ionen bewirken den Unterschied?
Exkurs: Wie sind elektrische Synapsen aufgebaut? (Im Histologiebuch findest du die Antwort.)

Überblick gewinnen

Nutze deine gesammelten Stichwörter für eine Mindmap oder eine gegliederte Stichwortliste.

KAPITEL

Biochemie, Physiologie

4 Neurotransmitter und Rezeptoren

4.1 Acetylcholin

Michelle Xi, Vorauflage: Maximilian Pfau

Biochemie, Physiologie

Acetylcholin spielt in vier anatomisch klar abgrenzbaren Systemen eine wesentliche Rolle:

- **Neuromuskuläre Endplatte**
- **Parasympathikus: prä- und postganglionär**
- **Sympathikus: präganglionär**
- ZNS

MERKE

In den sympathisch innervierten **Schweißdrüsen** ist Acetylcholin sowohl präganglionär als auch postganglionär Neurotransmitter.

4.1.1 Synthese

Acetylcholin wird mittels **Cholin-Acetyltransferase** aus Cholin und Acetyl-CoA im Zytosol der Präsynapse synthetisiert (➤ Abb. 4.1). Anschließend wird das Acetylcholin im Antiport mit Protonen in Vesikeln angereichert.

KLINIK

Botulismus Das von dem Bakterium Clostridium botulinum ausgeschüttete **Botulinumtoxin** findet sich u. a. in verdorbenen Konserven und **blockiert die präsynaptische ACh-Ausschüttung an der neuromuskulären Endplatte.** Der aktive Teil des Toxins spaltet hierzu Proteine des **SNARE-Komplexes,** sodass die Fusion ACh-beladener Vesikel mit der Zellmembran ausbleibt. Unbehandelt führt die Vergiftung nach anfänglichen gastrointestinalen Beschwerden zu schlaffen **Muskellähmungen,** die schließlich auch die Atemmuskulatur erreichen.
Therapeutisch wird das Botulinumtoxin als **Botox®** u. a. zur Behandlung von Spastiken genutzt, bekannt ist es vor allem für die Verwendung im kosmetischen Bereich.

4.1.2 Rezeptoren

Es gibt sowohl **nicotinerge Acetylcholinrezeptoren (nACh-R),** die zu den ligandengesteuert Ionenkanälen zählen, als auch **muscarinerge Acetylcholinrezeptoren (mACh-R),** die zu den metabotropen Rezeptoren gehören und über die Aktivierung von G-Proteinen wirken (➤ Tab. 4.1). Die Benennung der Rezeptoren erklärt sich dadurch, dass neben Acetylcholin auch Nicotin (an nACh-R) bzw. Muscarin (an mACh-R) als Agonisten wirken können.

Acetylcholin spielt eine außerordentlich große Rolle für das vegetative Nervensystem, welches im nächsten Kapitel (➤ Kap. 4.1.2) näher thematisiert wird. Die präganglionäre Signaltransduktion läuft dabei über nicotinerge ACh-R ab, während der Parasympathikus seine Wirkung am Zielorgan ausschließlich über postgänglionäre metabotropen ACh-Rezeptoren entfaltet.

KLINIK

Atropin ist ein Antagonist der muscarinergen Acetylcholinrezeptoren und gehört somit zur Gruppe der **Parasympatholytika.**

Tab. 4.1 Vorkommen und Funktion der verschiedenen Acetylcholinrezeptoren

Rezeptor	Wirkung	Vorkommen
Ionotrop (nicotinerg)		
nACh-R (Muskel-Typ)	Kationeneinstrom (v. a. Na^+) → Depolarisation	Neuromuskuläre Endplatte
nACh-R (Ganglion-Typ)		Vegetative Ganglien
Metabotrop (muscarinerg)		
mACh-R 1 (M1)	G_q → PLC-β	• ZNS • Gastral
mACh-R 2 (M2)	G_i → cAMP ↓	Herz
mACh-R 3 (M3)	G_q → PLC-β	• Exokrine Drüsen • Glatte Muskulatur – Bronchien – Harnblase – Auge – Gefäße
mACh-R 4 (M4)	G_i → cAMP ↓	ZNS
mACh-R 5 (M5)	G_q → PLC-β	ZNS

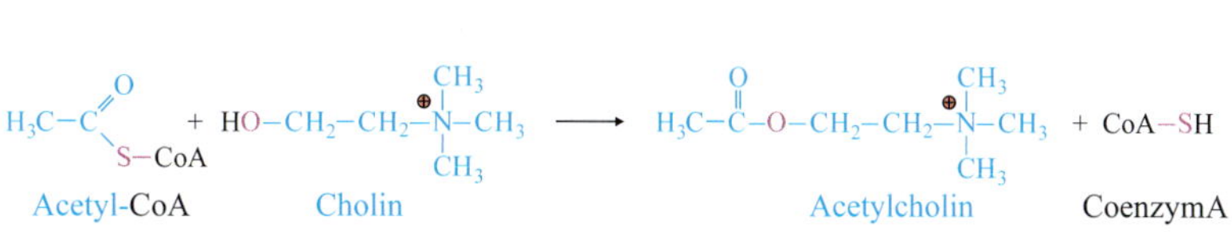

Abb. 4.1 Biosynthese von Acetylcholin [M491, L253]

4.1.3 Abbau

Der Abbau von ACh erfolgt über die **Acetylcholinesterase,** welche im synaptischen Spalt sitzt und damit die synaptische Übertragung beendet. Das dabei entstehende Abbauprodukt Cholin kann wiederverwendet werden.

Jetzt bist du dran!

Überblick gewinnen

Notiere dir ca. 5 Stichwörter aus diesem Unterkapitel.

4.2 Monoamine

Michelle Xi, Vorauflage: Maximilian Pfau

Biochemie, Physiologie

Monoamin-Neurotransmitter entstehen durch Decarboxylierung von aromatischen Aminosäuren. Ermöglicht wird diese Reaktion durch die **aromatische L-Aminosäure-Decarboxylase** (AADC) mit **Pyridoxalphosphat** (PALP) als wichtigem Cofaktor. Neben der AADC sind teilweise auch Transmitter-spezifische Enzyme an der Synthese beteiligt.

Neben der AADC als gemeinsamem Syntheseenzym gibt es auch ein Enzym, das beim Abbau aller Monoamine beteiligt ist: die **Monoaminoxidase** (MAO), welche eine Desaminierung katalysiert.

4.2.1 Serotonin

Serotonin (chemisch korrekt **5-Hydroxytryptamin** genannt) ist ein wichtiger Neurotransmitter bei der Unterdrückung von Schmerz (Raphe-Kerne). Außerdem sorgt Serotonin für eine positive Grundstimmung.

Synthese

Serotonin entsteht durch **Hydroxylierung** an Position 5 eines **Tryptophans** mit anschließender **Decarboxylierung** (➤ Abb. 4.2). Elektronendonator der Hydroxylierung ist **Tetrahydrobiopterin.** Dieses wird anschließend unter Oxidation von $NADPH/H^+$ regeneriert.

Die Decarboxylierung ist **PALP**-abhängig und wird von der **aromatischen L-Aminosäure-Decarboxylase** (AADC) katalysiert.

Rezeptoren

Serotonin hat verschiedene metabotrope Rezeptoren:

- $5\text{-}HT_1$: $G_{i/0}$-gekoppelt
- $5\text{-}HT_2$: $G_{q/11}$-gekoppelt
- $5\text{-}HT_4$: G_s-gekoppelt

Der **$5\text{-}HT_3$**-Rezeptor ist der einzige ionotrope Serotonin-Rezeptor. Er wird im Magen-Darm-Trakt und im Brechzentrum des Hirnstamms exprimiert.

Abbau

Serotonin wird mittels des **Serotonin-Transporters** (SERT) aus dem synaptischen Spalt rückresorbiert und wiederverwertet. Den Serotonin-Abbau katalysiert die **Monoaminooxidase A.**

KLINIK

Sogenannte **selektive Serotonin-Reuptake-Inhibitoren** (SSRI) erhöhen die Serotoninkonzentration im synaptischen Spalt und werden als **Antidepressivum** eingesetzt.

4.2.2 Dopamin

Das Katecholamin Dopamin spielt bei der Signalübertragung in den vier dopaminergen Bahnen des ZNS eine wichtige Rolle:

- **Nigrostriatales System** (Extrapyramidalmotorik)
- **Mesolimbisches System** (Belohnungssystem)
- **Mesokortikales System** (Vigilanz, Denken, Kognition)
- **Tuberohypophyseales System** (Hemmung der Prolaktinausschüttung)

Synthese

Dopamin entsteht wie alle Katecholamine aus Tyrosin. Durch die **Tyrosinhydroxylase** wird Tyrosin unter Verbrauch von O_2 zu **L-DOPA** hydroxyliert (➤ Abb. 4.3). Als Elektronendonator dieser Reaktion fungiert **Tetrahydrobiopterin.** Dieser wird anschließend mithilfe von $NADPH/H^+$ regeneriert.

Im nächsten Schritt erfolgt die Decarboxylierung von L-DOPA zu Dopamin durch die **AADC** (hier auch DOPA-Decarboxylase genannt) unter Verwendung von **PALP** als Co-Faktor.

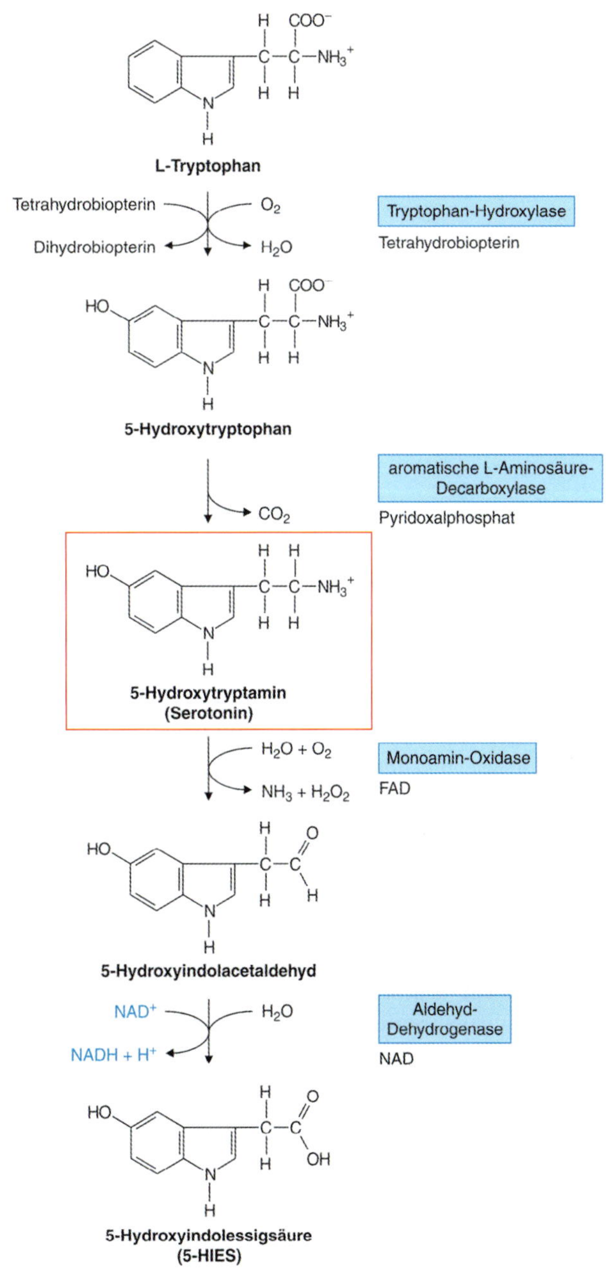

Abb. 4.2 Biosynthese und Abbau von Serotonin [L253]

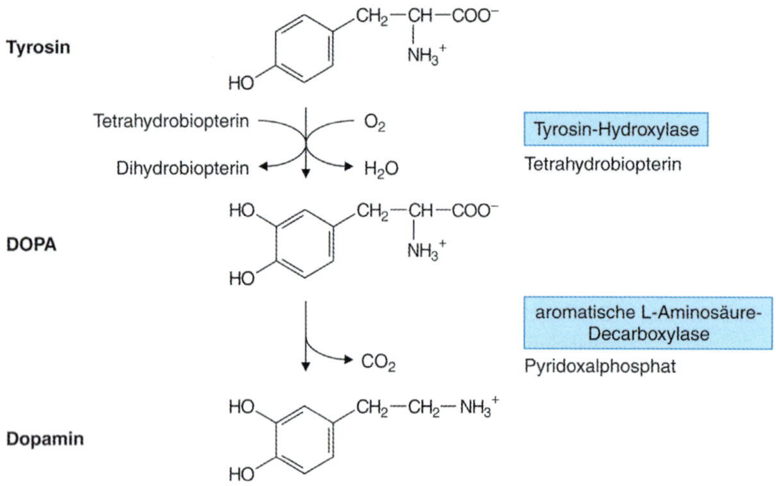

Abb. 4.3 Biosynthese von Dopamin [L253]

Rezeptoren

Dopamin wirkt ausschließlich über **metabotrope Rezeptoren.** Während beim D_1- und D_5-Rezeptor die Signalübertragung über G_s-Proteine erfolgt, sind der D_2-, D_3- und D_4-Rezeptor an das inhibitorische $G_{i/0}$-Protein gekoppelt.

Abbau

Dopamin wird nach Ausschüttung in den synaptischen Spalt wieder in die Präsynapse aufgenommen und kann anschließend wiederverwertet werden. Der Abbau erfolgt durch die Catechol-O-Methyltransferase (COMT) und die Monoaminooxidase (MAO). Als Endprodukt entsteht wie bei allen Katecholaminen **Vanillinmandelsäure.**

4.2.3 Noradrenalin und Adrenalin

Die Katecholamine Noradrenalin und Adrenalin fungieren sowohl als Neurotransmitter als auch als Hormone. Noradrenalin wird unter anderem im **Locus coeruleus** des Hirnstamms produziert. Neben den serotoninergen Raphe-Kernen sind die noradrenergen Locus-coeruleus-Kerne Teil der **deszendierenden monoaminergen schmerzhemmenden Bahn.** Details zu Wirkung und Stoffwechsel von Noradrenalin und Adrenalin finden sich in ➤ Kap. 5.3.3.

4.2.4 Histamin

Synthese

Histamin ist ein biogenes Amin und das Decarboxylierungsprodukt der Aminosäure **Histidin** (➤ Abb. 4.4). Die Decarboxylierung wird nicht nur durch die **PALP**-abhängige **AADC,** sondern vor allem durch die ebenfalls **PALP**-abhängige **Histidin-Decarboxylase** katalysiert.

Rezeptoren

Zu den Histaminrezeptoren gehören die Rezeptoren H_1, H_2, H_3 und H_4.

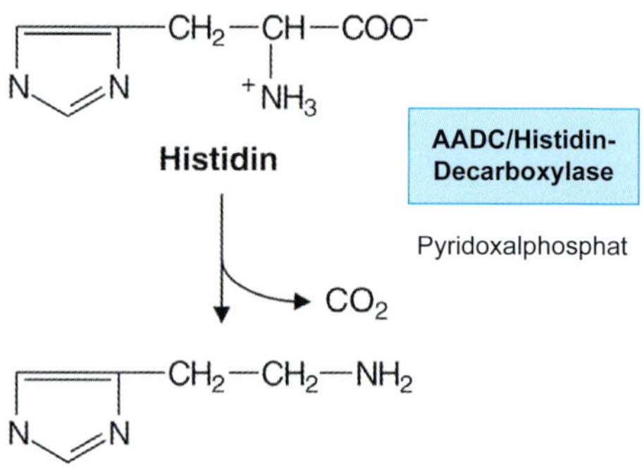

Abb. 4.4 Biosynthese von Histamin [L253]

H_1-Rezeptoren sind G_q-Protein gekoppelt. Sie vermitteln nach Ligandenbindung Vasodilatation und die Erhöhung der Gefäßpermeabilität. Im ZNS beeinflusst Histamin über H_1-Rezeptoren die Vigilanz.

H_2-Rezeptoren sind dagegen G_s-Protein gekoppelt. Sie werden von den Belegzellen des Magens exprimiert und spielen eine wichtige Rolle bei der Salzsäureproduktion.

Abbau

Histamin wird durch Methylierung inaktiviert. Der Histaminabbau erfolgt unter anderem über Monoaminooxidasen.

Jetzt bist du dran!

Überblick gewinnen

Notiere dir ca. 5 Stichwörter aus diesem Unterkapitel.

4.3 Aminosäuren

Michelle Xi, Vorauflage: Maximilian Pfau

Biochemie, Physiologie

4.3.1 Glutamat

Glutamat ist der wichtigste **exzitatorische Transmitter** im ZNS.

Synthese

Glutamat wird in der präsynaptischen Axonterminale entweder in Mitochondrien durch Pyridoxalphosphat-abhängige **Transaminierung** aus **α-Ketoglutarat** oder durch Desaminierung aus Glutamin synthetisiert.

Rezeptoren

Glutamat besitzt zwei ionotrope Rezeptoren.

AMPA-Rezeptor Beim AMPA-Rezeptor handelt es sich um einen gewöhnlichen ligandengesteuerten Ionenkanal. Wenn er öffnet, strömen unspezifisch Kationen in die Postsynapse.
NMDA-Rezeptor Der NMDA-Rezeptor ist im Ruhezustand an der Innenseite der postsynaptischen Membran durch ein **Mg^{2+}-Ion blockiert**, das in der Kanalpore sitzt. Wird die Synapse stark genug **vordepolarisiert,** entweicht das Mg^{2+}-Ion, sodass Glutamat den NMDA-Rezeptor öffnen und **Calcium** einströmen kann. Der Ca^{2+}-Einstrom hat diverse Effekte auf die Enzymaktivität in der Postsynapse. Im Hippocampus spielt dieser Mechanismus eine wichtige Rolle bei der **Langzeitpotenzierung** (➤ Abb. 4.5).
Metabotrope Glutamatrezeptoren Zu den metabotropen Glutamatrezeptoren gehören:

- $mGluR_1$ und $mGluR_5$: G_q-gekoppelt
- $mGluR_{2-4}$: G_i-gekoppelt

Abbau

Da Glutamat so stark exzitatorisch wirkt, muss es sehr schnell aus dem synaptischen Spalt entfernt werden. Dies erfolgt durch **Gliazellen** im Symport mit Natrium. Dort wird die Aminosäure in **Glutamin** umgewandelt, um anschließend wieder dem präsynaptischen Neuron zugeführt zu werden.

4.3.2 GABA

γ-Aminobuttersäure (GABA, ➤ Abb. 4.6) ist ein wichtiger **inhibitorischer** Transmitter im ZNS. Sie ist mit ihrer schlaffördernden Wirkung an der Schlafregulation beteiligt und inhibiert u. a. konvulsive Episoden (Epilepsie).

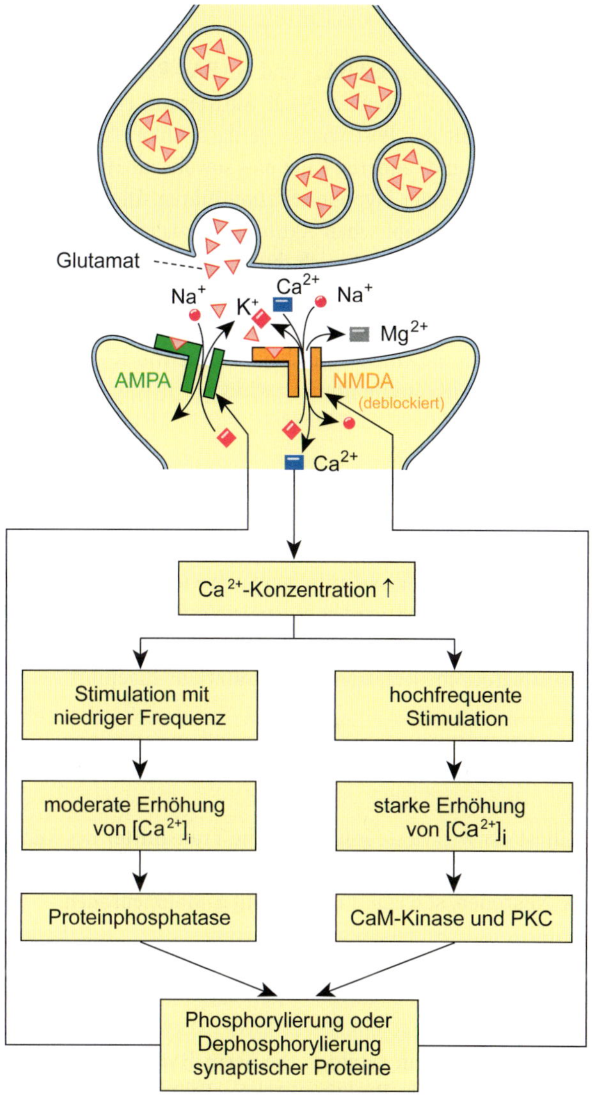

Abb. 4.5 Mechanismus der Langzeitpotenzierung an einer glutamatergen Synapse [L231]

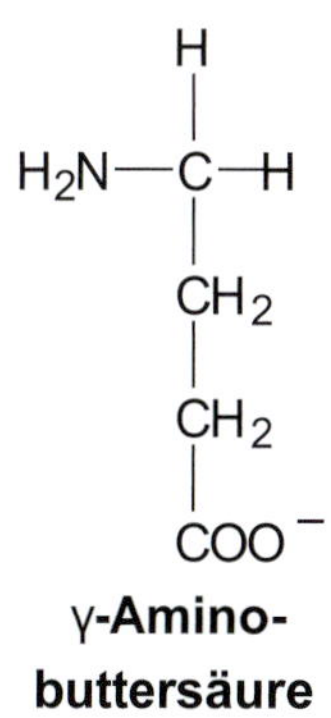

Abb. 4.6 Die γ-Aminosäure GABA [L253]

Synthese

Die nicht proteinogene γ-Aminosäure GABA entsteht durch Katalyse der **Glutamat-Decarboxylase** (GAD) aus Glutamat. Auch hier handelt es sich um eine **Pyridoxalphosphat-abhängige** Reaktion.

Rezeptoren

Die beiden ionotropen **$GABA_A$-** und **$GABA_C$-Rezeptoren** sind ligandengesteuerte Cl^--Kanäle. Nach Aktivierung erhöhen sie die **Cl^--Leitfähigkeit** der Postsynapse. Je nach Chloridkonzentration im Zellinneren und -äußeren kann dies sowohl zur Hyperpolarisation als auch zu einer Hypopolarisation führen. Die Wahrscheinlichkeit von postsynaptischen Aktionspotenzialen wird jedoch in beiden Fällen verringert, da sich durch die hohe Cl^--Leitfähigkeit das Membranpotenzial dem Cl^--Gleichgewichtspotenzial annähert.

Der $GABA_B$-Rezeptor ist ein metabotroper Rezeptor, der über das $G_{i/o}$-Protein die Offenwahrscheinlichkeit von K^+-Kanälen erhöht und so ebenfalls inhibitorisch wirkt.

Abbau

GABA wird im Symport mit Na^+ und Cl^- über den GABA-Transporter GAT-1 aus dem synaptischen Spalt wieder in die Präsynapse aufgenommen. Dort wird es erneut in Vesikeln gespeichert oder über die GABA-Transaminase abgebaut und anschließend über eine anaplerotische Reaktion dem Citratzyklus zugeführt.

4.3.3 Glycin

Glycin ist der wichtigste **inhibitorische Transmitter** des Rückenmarks. Dort wird es von inhibitorischen Interneuronen, den Renshaw-Neuronen, sezerniert und hemmt α-Motoneuronen.

Synthese

Glycin wird aus Serin gebildet. Die **Serin-Hydroxymethyltransferase** katalysiert die Reaktion. Als Co-Faktoren dienen **Pyridoxalphosphat** und **Tetrahydrofolat.**

Rezeptoren

Glycinrezeptoren sind ionotrope Rezeptoren. Ihr Aufbau ähnelt dem der $GABA_A$-Rezeptoren. Bei Aktivierung der Glycinrezeptoren erhöht sich die Leitfähigkeit für **Chloridionen** in der Postsynapse.

KLINIK

Tetanus Das **Tetanustoxin** des Bakteriums Clostridium difficile dringt an der motorischen Endplatte durch rezeptorvermittelte Endozytose in **Motoneuronen** ein. Es wird anschließend retrograd ins Rückenmark transportiert und transloziert in **Renshaw-Neuronen.** Dort spaltet die aktive Untereinheit des Toxins **SNARE-Komplexe,** sodass die Freisetzung von Glycin zum Erliegen kommt. Die Folge ist eine **spastische Parese** (Tetanus bedeutet übersetzt Wundstarrkrampf) mit folgenden Symptomen:

- Opisthotonus (extreme Rückenbeugung)
- Risus sardonicus (versteiftes Gesichtslachen)
- Trismus (Sprech- und Schluckstörung)

Jetzt bist du dran!

Überblick gewinnen

Notiere dir ca. 5 Stichwörter aus diesem Unterkapitel.

4.4 Neuropeptide

Michelle Xi, Vorauflage: Maximilian Pfau

Biochemie, Physiologie

Neuropeptide werden im Gegensatz zu allen klassischen Neurotransmittern nicht in der präsynaptischen Axonterminale synthetisiert, sondern am **rER** im **Perikaryon.**

Sie werden häufig zusätzlich zum eigentlichen Neurotransmitter als **Cotransmitter** freigesetzt und bewirken an der Postsynapse über metabotrope Rezeptoren längerfristige Modulationen des elektrischen Signals. Viele Neuropeptide sind auch Hormone und werden von endokrinen Organen in die Blutbahn freigesetzt.

CHECK-UP

- Welches Enzym katalysiert die Synthese des Neurotransmitters GABA?
- Nenne die Neurotransmitter, deren Synthese von der AADC katalysiert wird.
- An welchen Reaktionen ist Tetrahydrobiopterin als Co-Faktor beteiligt?
- Erläutere die Funktionsweise des NMDA-Rezeptors.

Jetzt bist du dran!

Überblick gewinnen

Notiere dir ca. 5 Stichwörter aus diesem Unterkapitel.

Jetzt bist du dran!

Zeichenaufgabe

Lege eine Tabelle an, in der du alle Neurotransmitter sammelst. Ordne ihnen jeweils stichwortartig (1–2) zu, wo du sie findest und was sie dort bewirken.

Neurotransmitter	Wirkort	Was wird ausgelöst?

Welche Transmitter sind inhibitorisch? Welche sind exzitatorisch?

Anregungen zur weiteren Wiederholung

Welche Transmitter sind im sympathischen und parasympathischen System zu finden?
Nenne je drei Beispiele, was sie dort bewirken?
Zeichne alle Schritte der Katecholamin-Synthese inkl. Strukturformeln.

Überblick gewinnen

Nutze deine gesammelten Stichwörter für eine Mindmap oder eine gegliederte Stichwortliste.

KAPITEL

Physiologie

5 Vegetatives Nervensystem

5.1 Gliederung

Fabian Rengier

Physiologie

Das vegetative Nervensystem besteht aus dem:
- Viszeroefferenten System: dazu gehören Sympathikus und Parasympathikus.
- Viszeroafferenten System.
- Intramuralem Nervensystem.

5.1.1 Viszeroefferentes System

Das viszeroefferente (viszeromotorische) System gliedert sich in zwei funktionell meist gegensätzlich wirkende Anteile: den **Sympathikus** (Pars sympathica) und den **Parasympathikus** (Pars parasympathica, ➤ Tab. 5.1). Im Unterschied zum somatomotorischen System setzt sich die efferente Strecke im viszeromotorischen System aus zwei Neuronen zusammen. Die Umschaltung vom 1. auf das 2. Neuron erfolgt in den vegetativen Ganglien.

5.1.2 Viszeroafferentes System

Das viszeroafferente (viszerosensible) System vermittelt vegetative Informationen wie Sauerstoff- und Kohlenstoffdioxidgehalt, pH-Wert des Bluts oder Dehnungszustand der glatten Muskulatur von Gefäßen und Organen.

Die viszeroafferenten Nervenfasern verlaufen meist gemeinsam mit viszeroefferenten Nervenfasern. Erkrankungen innerer Organe können zu Schmerzen in bestimmten Hautarealen, den **Head-Zonen,** führen (übertragener Schmerz). Betroffen sind die Dermatome derjenigen Segmente, die von dem erkrankten Organ Viszeroafferenzen erhalten.

5.1.3 Intramurales Nervensystem

Als intramurales Nervensystem werden die Nervengeflechte (Plexus) zusammengefasst, die in der Wand zahlreicher Organe, z. B. von Darm, Lunge, Gallenblase oder Beckenorganen, liegen. Die größte Ausdehnung besitzt das intramurale Nervensystem in Ösophagus und Magen-Darm-Trakt. Dort bildet es mit den Plexus myentericus und submucosus das **enterische Nervensystem** (ENS).

Das enterische Nervensystem steuert eigenständig die Motilität und Drüsentätigkeit und wird vom viszeroefferenten System (Sympathikus und Parasympathikus) reguliert.

CHECK-UP
- Wie unterscheiden sich Läsionen einer Spinalnervenwurzel von Läsionen eines peripheren Nervs?
- Aus welchen Teilen besteht das vegetative Nervensystem?
- Wie unterscheiden sich Sympathikus und Parasympathikus?

Vegetatives Nervensystem (VNS) Die Anteile des Nervensystems, die nicht der willkürlichen Kontrolle unterliegen und für die Steuerung vegetativer Körperfunktionen (z. B. Blutdruck, Darmmotilität, Sekretion, Metabolismus) zuständig sind. Es lässt sich unterteilen in **Sympathikus** und **Parasympathikus,** die meist antagonistische Wirkungen auf die von ihnen versorgten Organsysteme haben. Sie versorgen insbesondere die gesamte glatte Muskulatur des Körpers, sind also für die **Viszeromotorik** zuständig. Im Normalfall sind beide Systeme parallel aktiv, in Stresssituationen überwiegt die Aktivität des Sympathikus, in Ruhe die des Parasympathikus (➤ Tab. 5.2).

Enterisches Nervensystem (ENS) Neben dem VNS existiert im Darm das eigenständige **ENS.** Es besteht aus einem Netzwerk von Ganglien in der Wandmuskulatur des Intestinaltrakts (Plexus myentericus und submucosus). Es ist auch ohne Sympathikus- oder Parasympathikuseinfluss aktiv, wird aber durch diese moduliert.

Tab. 5.1 Sympathikus und Parasympathikus im Überblick

	Sympathikus	Parasympathikus
Lage der 1. Neurone	Thorakolumbalmark (Th1–L2) → thorakolumbales System	Hirnstamm und Sakralmark (S2–S4) → kraniosakrales System
Lage der Ganglien	Paravertebral (Grenzstrang) und prävertebral	Überwiegend organnah
Neurotransmitter 1. Neuron	Acetylcholin	Acetylcholin
Neurotransmitter 2. Neuron	Noradrenalin	Acetylcholin
Wirkung	„Fight or flight" (aktivierend und leistungssteigernd)	„Rest and digest" (Regeneration)
Signaldivergenz	Stark → oft unselektive Aktivierung	Gering → selektive Ansteuerung einzelner Organe
Innervationsgebiete	Organe, Rumpfwand, Extremitäten	V. a. Organe

Tab. 5.2 Unterschiede bei Transmittern und Rezeptoren des VNS

	Sympathikus	Parasympathikus
Transmitter 1. Synapse	ACh	ACh
Rezeptor 1. Synapse	nACh-R	nACh-R
Transmitter 2. Synapse	NA	ACh
Rezeptor 2. Synapse	α- und β-Adrenorezeptoren (α-R und β-R)	mACh-R

Jetzt bist du dran!

Überblick gewinnen

Notiere dir ca. 5 Stichwörter aus diesem Unterkapitel.

5.2 Aufbau

Gregor Däubler

Physiologie

Die Grundeinheit von Sympathikus und Parasympathikus sind zwei hintereinander geschaltete Nervenzellen. Die Zellkörper des ersten Neurons liegen beim Sympathikus in den Seitenhörnern der Rückenmarksegmente **(Th1–L3),** beim Parasympathikus im **Hirnstamm** als Ursprungskerne des N. vagus **(Ncl. dorsalis n. vagi)** oder im Sakralmark **(S2–S4).** Das zweite Neuron liegt als Ganglienzelle in den vegetativen Ganglien.

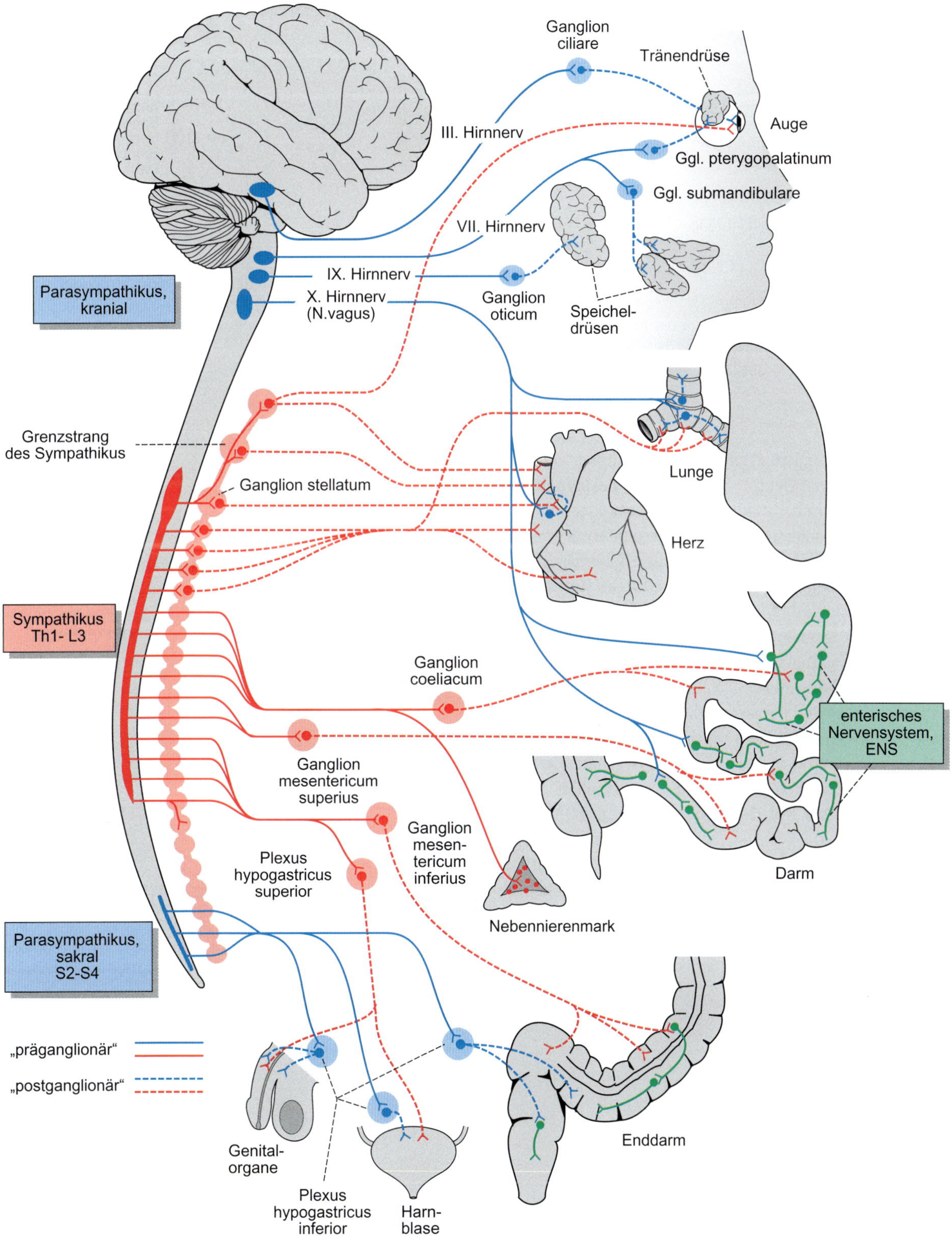

Abb. 5.1 Ursprünge und Verschaltungen von Sympathikus und Parasympathikus. Die sympathischen Grenzstrangganglien erhalten ihren Input zwar aus den Segmenten Th1–L3, liegen aber z. T. als Halsganglien deutlich höher. Nicht nur der N. vagus, auch die Hirnnerven III, VII und IX enthalten parasympathische Anteile. [L106]

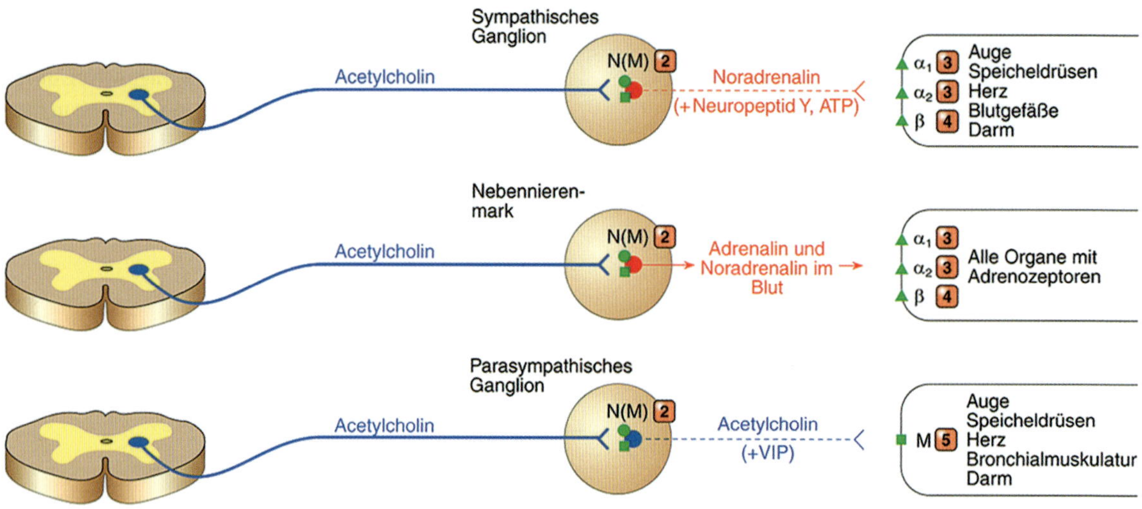

Abb. 5.2 Transmittersysteme des VNS [L253]

MERKE

Ganglien Achtung Verwechslungsgefahr! Vegetative Ganglien und Spinalganglien haben nur den Namen gemeinsam. In **Spinalganglien** befinden sich **pseudounipolare Neurone,** die afferente Impulse zum ZNS leiten. Hier findet aber, im Gegensatz zu den vegetativen Ganglien, **keine** Umschaltung statt.

In den vegetativen Ganglien erfolgt die Umschaltung von einem ersten, **präganglionären** Neuron auf das zweite, **postganglionäre** Neuron. Die sympathischen Ganglien liegen entweder paravertebral im Grenzstrang oder prävertebral vor der Aorta (➤ Abb. 5.1). Die Umschaltung des Parasympathikus erfolgt dagegen immer sehr nahe am oder direkt im versorgten Organ **(intramurale Ganglien).**

Die wichtigsten gemeinsam versorgten Organe sind Herz, Atemapparat, Verdauungssystem und Auge. Allein sympathisch versorgt werden Gefäße und Haut. Nach der Lage ihrer Ursprünge werden Sympathikus und Parasympathikus auch als thorakolumbales bzw. kraniosakrales System bezeichnet. Ein besonderer Fall ist das Nebennierenmark, das als endokrines Organ fungiert, aber entwicklungsgeschichtlich ein sympathisches Ganglion ist. Die Ganglienzellen schütten NA (20 %) und Adrenalin (80 %) direkt ins Blut aus.

Übergeordnetes Zentrum des gesamten VNS ist der **Hypothalamus.** Dort wird die Aktivierung seiner einzelnen Bestandteile koordiniert, um das innere Milieu des Körpers aufrechtzuerhalten (Homöostase). Es bestehen Verbindungen zum limbischen System und Neocortex, die v. a. die Sympathikusaktivität beeinflussen. Zudem steuert der Hypothalamus die Hormonfreisetzung aus der Adenohypophyse. (➤ Abb. 5.2)

CHECK-UP

- Wo liegen die ersten und die zweiten Neurone des Parasympathikus?
- Wo liegen die Ursprungsneurone des Sympathikus?
- Wo und wie erfolgt die sympathische Umschaltung von prä- auf postganglionär?
- Welche Organe werden ausschließlich sympathisch innerviert?
- In welchem Abschnitt des ZNS befinden sich die Ursprungsneurone für die Innervation des Nebennierenmarks?

Jetzt bist du dran!

Überblick gewinnen

Notiere dir ca. 5 Stichwörter aus diesem Unterkapitel.

5.3 Zelluläre und molekulare Mechanismen der Signaltransduktion

Gregor Däubler

Physiologie

5.3.1 Signalübertragung in den Ganglien

Die Umschaltung vom ersten auf das zweite Neuron findet in den vegetativen Ganglien statt und beinhaltet die gleichen Mechanismen wie bei anderen zentralen Synapsen. Dabei projiziert ein präganglionäres Neuron auf mehrere Ganglienzellen (Divergenz) und eine Ganglienzelle wird von mehreren pränganglionären Neuronen versorgt (Konvergenz). Transmitter ist bei Sympathikus und Parasympathikus **ACh.** Die Synapsen werden deshalb als **cholinerg** bezeichnet. Das im synaptischen Spalt lokalisierte Enzym **AChE** spaltet das ausgeschüttete ACh in Acetat und Cholin und beendet dadurch die Wirkung des Transmitters. Die ACh-Rezeptoren des postganglionären Neurons sind, wie an der motorischen Endplatte, nikotinempfindlich. Diese **nACh-R** vom **neuronalen Typ (Typ 2)** sind wie diejenigen der motorischen Endplatte Ionenkanäle, die nach Bindung des ACh-Moleküls ihre Konformation ändern und für einen Einstrom von Kationen, v. a. Na^+, sorgen, und so die Zielzelle depolarisieren. Folglich kann die ganglionäre Übertragung durch Ganglienblocker wie Hexamethonium blockiert werden und durch ACh-Agonisten (z. B. Nikotin) oder Hemmung der AChE (z. B. Neostigmin) verstärkt werden.

5.3.2 Signalübertragung auf das Effektororgan

Eigenschaften der Synapsen

Das Organ oder Organsystem, auf das Sympathikus oder Parasympathikus Einfluss nehmen, wird auch als **Effektororgan** bezeichnet. Die Signalübertragung vom postganglionären Neuron auf das Effektororgan erfolgt an der zweiten Synapse, die immer im Effektororgan liegt. Wie bei anderen peripheren Synapsen sind die Vesikel mit Transmitter nicht gleichmäßig verteilt, sondern auf synaptische Auftreibungen **(Varikositäten)** konzentriert. Diese Varikositäten kennzeichnen auch die sogenannten Synapsen en passant. Dass die Transmitterwirkung trotzdem im Vergleich zur motorischen Endplatte eher diffus ist, hat zwei Gründe:

- Keine klar definierten postsynaptischen Strukturen
- Gap junctions zwischen glatten Muskelzellen

Das hat den Vorteil, dass nicht jede Muskelzelle einzeln aktiviert werden muss. Der Transmitter, der am Zielorgan ausgeschüttet wird, unterscheidet sich bei Sympathikus und Parasympathikus (➤ Tab. 5.2, ➤ Abb. 5.2).

Sympathische Übertragung

Transmitter ist im Allgemeinen NA. Es wird vom postganglionären Axon ausgeschüttet und erreicht durch Diffusion die Membran des glatten Muskels. Ausnahme sind die Schweißdrüsen: Transmitter ist ACh.

Adrenorezeptoren sind G-Protein-gekoppelte Rezeptoren und können in α- und β-Adrenorezeptoren (α-R bzw. β-R) eingeteilt werden. Beide nutzen eine intrazellulare Signalkaskade, wirken aber unterschiedlich auf den glatten Muskel. Die Mechanismen am quer gestreiften Herzmuskel sind in ➤ Kap. 3 dargestellt. Dort aktiviert auch das vom Nebennierenmark ausgeschüttete Adrenalin β_1-R. Folgende Signalkaskaden der Adrenorezeptoren spielen in glatten Muskelzellen eine besondere Rolle:

α_1-Rezeptor G_q → PLC → PIP_2 → DAG → Hemmung der MLCP und gleichzeitig IP_3 ↑ → Freisetzung von Ca^{2+} aus dem ER. Beide Mechanismen bewirken eine Kontraktion.

β_2-Rezeptor G_s → AC → cAMP ↑ → PKA → Aktivierung der MLCP → Relaxation.

Cotransmitter wirken modulierend auf die synaptische Übertragung. In den meisten Fällen verstärken sie die Wirkung des ausgeschütteten Transmitters. Oft wird Neuropeptid Y (NPY) zusammen mit NA ausgeschüttet. Es wirkt stark vasokonstriktorisch. Außerdem ist häufig ATP mit NA kolokalisiert.

MERKE

Aktivierung von α_1-R bewirkt immer eine Kontraktion, sei es an Gefäßen, Drüsenausführungsgängen, Sphinkteren oder der Bronchialmuskulatur.

Parasympathische Übertragung

Obwohl der gleiche Transmitter wie in den Ganglien benutzt wird, sind auf den Zielzellen andere Rezeptoren, nämlich muskarinische Acetylcholinrezeptoren (mACh-R), vorhanden. Diese werden unterteilt in M1- bis M5-Rezeptoren. Weil sich die Signalkaskaden unterscheiden, sind auch die Wirkungen unterschiedlich.

M1,3,5-ACh-Rezeptor G_q → PLC → PIP_2 → IP3 → Freisetzung von Ca^{2+} aus dem ER → Kontraktion.

M2,4-ACh-Rezeptor G_i → Hemmung der AC → cAMP ↓ → Hemmung der PKA → Relaxation.

Wie bei der sympathischen Übertragung kann also auch hier der gleiche Transmitter unterschiedliche Wirkungen haben. Cotransmitter ist das vasoaktive intestinale Peptid (VIP), das auch bei der Speichelsekretion eine Rolle spielt.

KLINIK

Medikamentöse Beeinflussung des VNS Bei der Therapie verschiedenster Erkrankungen (z. B. Hypertonie, Asthma, Vergiftungen) kommen Substanzen zum Einsatz, die auf Sympathikus oder Parasympathikus wirken.

- **Sympathikomimetika** verstärken Sympathikuswirkung: Adrenalin, NA und deren Derivate.
- **Sympatholytika** hemmen Sympathikuswirkung: z. B. β-Blocker wie Propranolol.
- **Parasympathikomimetika** verstärken Parasympathikuswirkung: ACh-Derivate und Hemmer der AChE, an mACh-R Muskarin.
- **Parasympatholytika** hemmen Parasympathikuswirkung: Atropin und andere Alkaloide.

5.3.3 Transmitterstoffwechsel

Acetylcholin ACh wird aus Cholin und Acetyl-CoA synthetisiert. Im synaptischen Spalt spaltet es die AChE in Cholin und Acetat. Dadurch wird die Wirkung von ACh beendet. Cholin kann im Symport mit Na^+ wieder in die Zelle aufgenommen werden.

Noradrenalin NA wird durch Hydroxylierung von Dopamin durch die Dopaminhydroxylase gewonnen. Nach der Ausschüttung wird es größtenteils wieder aufgenommen (Reuptake) und kann dann erneut als Transmitter verwendet werden. **Negatives Feedback:** NA wirkt nicht nur auf die Zielzelle, sondern auch auf das Neuron zurück, das es ausgeschüttet hat. Je mehr NA ausgeschüttet wird, desto stärker hemmt es seine eigene Freisetzung. Dies erfolgt über präsynaptische α_2-R.

CHECK-UP

- Wie unterscheiden sich α- und β-R hinsichtlich ihres Signalwegs und ihrer Wirkung?
- An welcher Stelle wird in der sympathischen Übertragung ACh als Transmitter genutzt, und welche Rezeptoren sind daran beteiligt?
- Worin unterscheidet sich die parasympathische Übertragung im Ganglion und im Effektororgan?
- Welche Stoffe können zusammen mit NA ausgeschüttet werden und wie wird die Wirkung von NA beendet?

Jetzt bist du dran!

Überblick gewinnen

Notiere dir ca. 5 Stichwörter aus diesem Unterkapitel.

5.4 Funktionelle Organisation des VNS

Gregor Däubler

Physiologie

5.4.1 Steuerung der Organfunktionen

Allgemeines

Wenn man die Merksätze „Fight or flight" für den Sympathikus und „Rest and digest" für den Parasympathikus kennt, kann man sich schon einige wichtige Funktionen herleiten. Beide erfüllen unterschiedliche Aufgaben, sind aber unter physiologischen Bedingungen immer gemeinsam aktiv: Erst das Zusammenspiel beider Systeme garantiert die Koordination des Stoffwechsels, die Homöostase des Organismus und auch seine Fortpflanzung.

Kreislauf

Das VNS hat großen Einfluss auf die Aufrechterhaltung zentraler Kreislaufgrößen wie Blutdruck (RR) und HZV. Im **Sinus caroticus** existieren Druckmesser (Baro- oder auch Pressorezeptoren), die den mittleren Druck und auch die pulsatilen Schwankungen registrieren, also die Differenz von systolischem und diastolischem Druck. Afferenzen ziehen zum **Ncl. tractus solitarii.** Erhöhung des Drucks bewirkt eine Zunahme der Impulsrate, Erniedrigung eine Abnahme.

Ab dem Hirnstamm unterscheiden sich die Verschaltungen bei Sympathikus und Parasympathikus, im Endeffekt werden aber immer sympathische bzw. parasympathische Kardiomotorneurone aktiviert oder inhibiert. Dadurch können Schlagfrequenz und Kontraktionskraft des Herzens den momentanen Anforderungen angepasst werden. Hier die Szenarien für Sympathikus- und Parasympathikusaktivität bei niedrigem und hohem RR:

Sympathikus

- RR ↓ → Impulsrate Pressorezeptorafferenzen (PRA) ↓ →→ Sympathikusaktivität ↑ → RR ↑
- RR ↑ → Impulsrate PRA ↑ → Sympathikusaktivität ↓ →→ RR ↓

Parasympathikus

- RR ↓ → Impulsrate PRA ↓ → Parasympathikusaktivität ↓ →→ RR ↑
- RR ↑ → Impulsrate PRA ↑ → Parasympathikusaktivität ↑ →→ RR ↓

Bei akut verringertem verfügbaren Blutvolumen (z. B. Schellong-Test) erfolgt eine Kreislaufanpassung auf zwei Wegen:

1. Sympathikusaktivierung → β_1-R →→ Kontraktionskraft des Myokards ↑
2. Sympathikusaktivierung → α_1-R →→ Vasokonstriktion in der Peripherie → verfügbares Blutvolumen ↑

Die Vasokonstriktion betrifft nicht nur arterielle, sondern auch venöse Gefäße.

Atemapparat

Körperliche Anstrengung Erhöhte körperliche Aktivität bedeutet auch einen erhöhten Bedarf an O_2, also muss das Atemzeitvolumen gesteigert werden. Das ist am leichtesten über eine Verringerung des Atemwegswiderstands machbar. Deshalb sind auch **nur** die luftleitenden Abschnitte sympathisch innerviert! Die Erschlaffung von Tracheal- und Bronchialmuskulatur wird über Aktivierung von β_2-R realisiert. Höhere Zentren (respiratorische Neurone in der Formatio reticularis, „Atemzentrum") sorgen gleichzeitig für eine Steigerung der Atemfrequenz.

Ruhe Ruhebedingungen stellen andere Anforderungen an die Atmungsregulation. Um Energie zu sparen und das Totraumvolumen möglichst gering zu halten, sorgt die Aktivierung des Parasympathikus über mACh-R für eine Kontraktion der Trachealmuskulatur. Außerdem wird die Schleimsekretion gesteigert.

KLINIK

Asthma Bei einem Asthmaanfall können pharmakologisch β-R aktiviert werden, um den zu hohen Atemwegswiderstand zu senken und die Obstruktion zu beseitigen. Isoproterenol als Agonist an β-R ist deshalb in vielen Asthmasprays enthalten.

Verdauungssystem

Der gesamte Magen-Darm-Trakt und seine Funktionen stehen unter vegetativer Kontrolle. Ihren Rollen bei Stress und Ruhe entsprechend nehmen Sympathikus und Parasympathikus Einfluss auf alle Funktionen des Verdauungsapparats.

Sympathikus Eine Aktivierung des Sympathikus bewirkt:

- Über α_1-R eine **Umstellung der Speichelsekretion** (muköser Speichel, trockener Mund bei Aufregung) und eine Kontraktion der gesamten **Sphinktermuskulatur**
- Über α_2-R eine Abnahme der **Motilität** der gesamten glatten Muskulatur des Intestinaltrakts
- Über β_2-R eine Aktivierung der **Glykogenolyse** in der Leber sowie der **Lipolyse** im weißen Fettgewebe, um die benötigte Energie bereitzustellen
- Über α_2-R Hemmung der Insulinausschüttung, um zu vermeiden, dass der hohe Glucosespiegel im Blut durch Ausschüttung von Insulin gleich wieder sinkt

Parasympathikus Der Parasympathikus ist insbesondere in Ruhe und nach Nahrungsaufnahme aktiviert. Also werden alle Prozesse gefördert, die für die Verdauung und Weiterleitung der Nahrung zuständig sind:

- Zunahme der **Speichelsekretion** (wässriger Speichel)
- Zunahme der Motilität des gesamten Magen-Darm-Trakts, also der **Peristaltik**
- Erhöhung der Sekretionsleistung von Magen, **Pankreas** und **Gallenblase,** um die Nahrungsbestandteile aufzuschließen
- Nachlassen des Tonus der **Sphinktermuskulatur**

Sämtliche Wirkungen werden über mACh-R vermittelt.

Auge

Auch der Tonus der glatten Augenmuskulatur wird vegetativ gesteuert.

Sympathikus Eine Aktivierung des Sympathikus bewirkt eine Erweiterung der Pupille (Mydriasis) durch Kontraktion des M. dilatator pupillae (weit aufgerissene Augen bei Furcht). Außerdem kontrahieren die äußeren glatten Augenmuskeln M. tarsalis und M. orbitalis, was eine Lidstraffung und Bulbusprotrusion bewirkt. Alle Effekte werden über α_1-R vermittelt.
Parasympathikus In Ruhe dagegen liegt eine Nahakkommodation (Kontraktion des M. ciliaris) und eine Verengung der Pupille (Miosis, Kontraktion des M. sphincter pupillae) vor. Außerdem wird die Tränensekretion gesteigert. Auch hier werden alle Wirkungen über mACh-R vermittelt.

Harnsystem

Die Nierenfunktion unterliegt keiner direkten Kontrolle durch das VNS. Stattdessen wird die Nierendurchblutung weitgehend autonom reguliert, um die Filtrationsfraktion in einem großen Blutdruckbereich möglichst konstant zu halten (Bayliss-Effekt). Die glatte Muskulatur der harnableitenden Wege, v. a. der Harnblase, wird dagegen sympathisch und parasympathisch versorgt.

Sympathikus Eine Aktivierung des Sympathikus führt über β_2-R zu einer leichten Relaxation des M. detrusor vesicae, über α_1-R zu einer Kontraktion des M. sphincter internus. Dieser Mechanismus ist wichtig für den Erhalt der Harnkontinenz.
Parasympathikus Parasympathikusaktivierung bewirkt über mACh-R eine Kontraktion des M. detrusor vesicae. Außerdem lässt der Tonus des M. sphincter internus nach.

Sexualfunktionen

An der Steuerung der sexuellen Reaktionen haben Sympathikus und Parasympathikus einen beträchtlichen Anteil. Außerdem spielen Sinneseindrücke, hormoneller Status und psychische Faktoren eine Rolle.

Sympathikus Eine Aktivierung des Sympathikus bewirkt bei der Frau verschiedene sexuelle Reaktionen, wie Kontraktion der Vaginal- und Uterusmuskulatur. Beim Mann wird v. a. die **Ejakulation** sympathisch gesteuert.
Parasympathikus Aktivierung des Parasympathikus bewirkt bei Frau und Mann eine **Vasodilatation.** Diese findet hauptsächlich im genitalen, aber auch im extragenitalen Bereich (z. B. Wangenröte) statt. Bei der Frau werden durch venösen Rückstau die Schwellkörper in Klitoris und Schamlippen gefüllt. Außerdem erfolgt die Lubrikation der Vagina. Beim Mann werden auf gleiche Weise die Schwellkörper im Penis gefüllt, und so die **Erektion** ermöglicht.

Haut

Die Durchblutung der Haut wird allein durch **Sympathikuseinfluss** reguliert. Aktivierung von α_1-R führt zu Vasokonstriktion, die Haut wird weniger gut durchblutet, um das zentral verfügbare Blutvolumen zu erhöhen (kalte Hände bei Aufregung). Wichtige Ausnahme: Die Steigerung der **Schweißsekretion** erfolgt ebenfalls sympathisch, aber **cholinerg** über mACh-R, genau wie bei den peripheren Synapsen des Parasympathikus. Die Kontraktion der Mm. arrectori pili, die zum Aufrichten der Haare (Piloarrektion) führt, wird über α_1-R vermittelt.

5.4.2 Vegetative Reflexe

Spinaler Reflexbogen

Wie bei den somatischen Reflexen, etwa dem Muskeldehnungsreflex, gibt es auch im VNS Reflexbögen. Diese besitzen aber im Gegensatz zu den ersteren mindestens **drei Synapsen.** Die einfachste Verschaltung ist die auf Rückenmarksebene. Jeder Pfeil stellt eine Umschaltung und damit eine Synapse dar:

Viszerale Afferenz (z. B. Axone von Mechanosensoren) → Interneuron im Hinterhorn → 1. sympathisches oder parasympathisches Neuron im Seitenhorn → 2. Neuron im vegetativen Ganglion, viszerale Efferenz (z. B. postganglionäres sympathisches Axon).

Miktion

Für die Entleerung der Harnblase ist v. a. der Parasympathikus zuständig. In ihrer Wand befinden sich Mechanosensoren, registrieren die Spannung und leiten die Information über das Sakralmark in die Brücke weiter, wo sich das Blasenentleerungszentrum (pontines Miktionszentrum) befindet. Der gesamte Reflexweg sieht folgendermaßen aus:

Mechanosensoren → Sakralmark → aufsteigende Bahn → pontines Miktionszentrum → absteigende Bahn → Sakralmark (1. Neuron) → Beckenganglien (2. Neuron) → Kontraktion des M. detrusor vesicae.

Für die Kontinenz ist v. a. die sympathische Innervation zuständig (tonische Kontraktion des M. sphincter internus). Natürlich können wir die Miktion willkürlich kontrollieren. Dafür nimmt der Cortex (frontales Blasenzentrum) hemmenden oder erregenden Einfluss auf das pontine Miktionszentrum.

Defäkation

Die Steuerung der Entleerung des Enddarms folgt ähnlichen Prinzipien wie die Miktion. Bei zunehmender Füllung signalisieren **viszerale Afferenzen** Stuhldrang. Ausgehend vom Cortex kann dann willkürlich die Defäkation eingeleitet werden. Dabei sorgt der Parasympathikus für eine Kontraktion der glatten Muskulatur des Enddarms. Außerdem erschlaffen innerer und äußerer Sphinkter. Zusätzlich wird der Prozess durch Erhöhung des intraabdominellen Drucks (Bauchpresse) unterstützt. Für die Kontinenz und den gasdichten Verschluss spielt die **sympathische Innervation** eine wichtige Rolle (wie bei der Harnkontinenz tonische Kontraktion des M. sphincter internus). Daneben sichert der quergestreifte M. sphincter externus (innerviert durch N. pudendus) die Stuhlkontinenz.

KLINIK

Querschnittslähmung Bei einer Durchtrennung des Rückenmarks sind in der ersten Phase des spinalen Schocks alle Reflexe unterhalb der Läsion erloschen. Nach einigen Wochen können sich aber die Reflexwege auf spinaler Ebene wieder regenerieren. Dadurch sind etwa Miktion und Defäkation wieder möglich. Weil aber auf- und absteigende Bahnen zur Brücke unterbrochen sind, kann auf die Entleerungsreflexe nicht willentlich Einfluss genommen werden. Allerdings können sie durch Klopfen auf die Bauchdecke o. Ä. ausgelöst werden.

5.4.3 Kontrolle durch höhere Hirnzentren

Kortex und limbisches System

Obwohl das VNS auch manchmal „autonomes Nervensystem" genannt wird, ist es auf keinen Fall unabhängig von höheren Hirnzentren. Die Steuerung vegetativer Funktionen ist theoretisch auch ohne Einfluss des Cortex möglich, das ist aber nur in absoluten Extremfällen (z. B. apallisches Syndrom) der Fall. Sehr stark vereinfacht lässt sich die absteigende Kontrolle des VNS durch höhere Hirnareale so darstellen:

Cortex ↔ limbisches System → Hypothalamus → Neuronengruppen in der Medulla oblongata → 1. Neuron von Sympathikus oder Parasympathikus → 2. Neuron → Effektororgan.

Die körperlichen Auswirkungen einer starken **Angstreaktion** (Zittern, Schweißausbruch, Herzrasen) werden beispielsweise durch Aktivierung des **limbischen Systems** und Weiterleitung zu den Neuronen des Sympathikus vermittelt. Aber auch auf jeder anderen Ebene kann die Aktivität von Sympathikus oder Parasympathikus beeinflusst werden. Ein Beispiel ist die sogenannte **Aktivierungsreaktion** (Arousal reaction): Hier führen Sinneseindrücke oder auch eigene Motivation (z. B. vor einem Wettkampf) zu einer Sympathikusaktivierung: Herzfrequenz und Schweißsekretion steigen schon vor Aufnahme der körperlichen Tätigkeit. In diesem Fall geht die Sympathikusaktivierung direkt vom Cortex aus, unter Umgehung des limbischen Systems.

KLINIK

Vasovagale Synkope Erste Zeichen einer emotional ausgelösten kurzen Ohnmacht sind Blässe und kalter Schweiß (Sympathikusaktivierung). Durch eine überschießende Gegensteuerung kommt es zu einer starken Hemmung des Sympathikus und einer gleichzeitigen Aktivierung des Parasympathikus, wodurch Blutdruck und Herzfrequenz kritisch absinken. Durch die Unterversorgung des Hirns mit O_2 verliert der Patient kurz das Bewusstsein.

Hypothalamus

Der Hypothalamus ist das Integrations- und Kontrollzentrum des gesamten VNS. Neben der Hormonausschüttung steuert er auch die Aktivität von Sympathikus und Parasympathikus. Übergeordnetes Ziel ist immer die Konstanz des inneren Milieus (Homöostase). Dafür wird die Körperkerntemperatur ebenso wie der Blutdruck in einem engen Bereich möglichst konstant gehalten.

Ein Kerngebiet des Hypothalamus, der Ncl. suprachiasmaticus, ist für die zirkadiane Rhythmik, also den Schlaf-Wach-Rhythmus, zuständig. Von dort gibt es direkte Verbindungen zu sympathischen Neuronen, v. a. im Bereich der Medulla oblongata, die auf die Epiphyse (Zirbeldrüse) projizieren und dort die Ausschüttung von Melatonin kontrollieren. Auch die Steuerung des Durst- oder Hungerempfindens geht vom Hypothalamus aus. Die vegetativen Reaktionen auf lebensbedrohende Zustände werden von dort aus über Aktivierung des Sympathikus vermittelt.

CHECK-UP

- Wie verläuft der vegetative Reflexweg auf spinaler Ebene?
- Auf welchen Wegen kann eine Aktivierung des Sympathikus das HZV erhöhen?
- Welche Prozesse werden nach Nahrungsaufnahme gefördert und wie wird dies realisiert?
- Durch welche Mechanismen wird die Pupille weitgestellt?
- Wie wird die Harnkontinenz sichergestellt und wie die Miktion eingeleitet?

Jetzt bist du dran!

Überblick gewinnen

Notiere dir ca. 5 Stichwörter aus diesem Unterkapitel.

Jetzt bist du dran!

Zeichenaufgabe

Zeichne die Verschaltungen von Sympathikus und Parasympathikus und die Zielstrukturen, die sie innervieren. Integriere in deine Zeichnung auch die Ursprünge der Nerven und beschrifte die entsprechenden Wirbelsäulensegmente bzw. Hirnnerven.
Zeichne im nächsten Schritt die jeweiligen Neurotransmitter zwischen der ersten und zweiten Synapse sowie die empfangenden Rezeptoren ein.
Um dein Wissen zu vertiefen, kannst du nun anhand der Blutdruckregulation deine Schemazeichnung durchgehen und überprüfen, wie das sympathische und parasympathische Nervensystem zusammenspielt, um den Blutdruck anzupassen. (Wähle gern auch weitere Beispiele, die du in diesem Kapitel gelernt hast!)

Anregungen zur weiteren Wiederholung

Erstelle eine Schemazeichnung vom sympathischen Nervensystem mit allen Zielorganen. Beschrifte welcher Rezeptor an dem jeweiligen Organ vorliegt und welche Wirkung durch eine sympathische Aktivierung bzw. Hemmung erzielt wird.
Ergänze deine Darstellung, indem du die Signalkaskade des jeweiligen Rezeptors einzeichnest.
Im nächsten Schritt kannst du auch die Zielstrukturen der pharmakologischen Beeinflussung des VNS einfügen und welche Wirkstoffe jeweils zum Einsatz kommen.

Überblick gewinnen

Nutze deine gesammelten Stichwörter für eine Mindmap oder eine gegliederte Stichwortliste.

Register

Übersicht nach Fächern

Du vermisst die Fächer? Bitte sehr, hier siehst du die Kapitel der Vorklinik-Finale-Reihe nach Fächern sortiert!
Viele Kapitel kombinieren Inhalte mehrerer Fächer und werden deshalb mehrfach genannt.
Die Übersicht nach Heften/Organen findest du am Anfang dieses Heftes.